妇产科护理学

教学创新实践

FUCHANKE HULIXUE

AOXUE CHUANGXIN SHIJIAN

● 丁宪艳　著

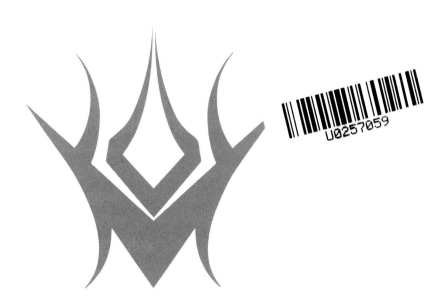

世界图书出版公司

广州·上海·西安·北京

图书在版编目（CIP）数据

妇产科护理学教学创新实践 / 丁宪艳著 . -- 广州：
世界图书出版广东有限公司 , 2019.6
ISBN 978-7-5192-6221-1

Ⅰ . ①妇… Ⅱ . ①丁… Ⅲ . ①妇产科学—护理学—教
学研究 Ⅳ . ① R473.71

中国版本图书馆 CIP 数据核字 (2019) 第 094522 号

书　　名	妇产科护理学教学创新实践	
	FUCHANKE HULIXUE JIAOXUE CHUANGXIN SHIJIAN	
著　　者	丁宪艳	
责任编辑	张柏登　　曹桔方	
装帧设计	周　凡	
责任技编	刘上锦	
出版发行	世界图书出版广东有限公司	
地　　址	广州市新港西路大江冲 25 号	
邮　　编	510300	
电　　话	020-84451969　84453623　84184026　84459579	
网　　址	http://www.gdst.com.cn	
邮　　箱	wpc_gdst@163.com	
经　　销	各地新华书店	
印　　刷	广州市迪桦彩印有限公司	
开　　本	787mm×1092 mm　1/16	
印　　张	6.75	
字　　数	118 千	
版　　次	2019 年 6 月第 1 版　2019 年 6 月第 1 次印刷	
国际书号	978-7-5192-6221-1	
定　　价	29.80 元	

前　　言

　　妇产科护理学是护理专业一门涉及面较为广泛、专业性也比较强的学科，主要涉及各种检查和操作，并且还有很多关于女性隐私部位的操作，因此，对护士生的动手实践能力要求很高，需要强化教学的实践性。但目前妇产科护理学教学仍然存在诸多问题，护士生通常缺乏足够的实践机会，导致在未来的工作中无法真正地进行实践操作。因此，需要对妇产科护理学进行实践研究，从而找到有效的措施来改进教学，促使护士生得到更加有效的锻炼和发展。

　　本书从妇产科护理学实践教学切入，是一部重视实践研究的学术专著。全书共分五章：第一章为妇产科护理学教学概述；第二章为妇产科护理学课堂教学质量与效果评析；第三章为妇产科常用诊疗技术与护理配合实训，主要包括妇产科疾病的诱因与诊治、妇产科常用诊疗技术、妇产科护理配合技术，以及护理院校妇产科护理学实训教学存在的问题与对策分析；第四章为妇产科护理教学查房，包括产期护理教学查房、妇产科教学查房改革与实践探索、护士生主导式查房；第五章探讨诸如情景教学法、项目教学法、人性化教学模式、CBL+探究式"双轨教学模式"等在内的多种教学法在妇产科护理学教学中的应用。

　　本书主要探讨妇产科护理学教学中的问题，旨在改进教学方法，提升教学质量。其内容生动、具体、实用，在融入最新的教学理念，力求严谨的同时，还注重与时俱进，在结构设置上努力做到流程清晰、通俗易懂、突出实用性，并采用新颖、统一的格式化体例设计，特点鲜明。本书适合临床护理人员、护理专业学生参考使用。在撰写过程中以整体护理程序为基础，将理论知识充分应用到发现和解决临床护理问题中去，提出切实可行的护理措施，且对护理措施给予充分的理论支持。

　　本书在撰写过程中得到有关专家、教授的具体指导，在此一并感谢。因作者水平有限，书中难免存在疏漏和不足，恳请同行和读者批评指正。

作者

2019 年 5 月

目　　录

第一章　妇产科护理学教学概述 ……………………………… 1

　　第一节　妇产科护理学实践教学探索与发现 …………………… 1

　　第二节　妇产科护理学课堂教学导课策略 …………………… 2

　　第三节　妇产科护理学教学中的新媒体运用 …………………… 4

第二章　妇产科护理学课堂教学质量与效果评析 …………… 8

　　第一节　护理学教学中课堂教学质量评价 …………………… 8

　　第二节　影响妇产科护理学教学效果的因素 …………………… 9

　　第三节　男护士生在妇产科护理学教学中的心理导向与教师引导 …… 11

第三章　妇产科常用诊疗技术与护理配合实训 …………… 13

　　第一节　妇产科疾病的诱因与诊治 …………………… 13

　　第二节　妇产科常用诊疗技术 …………………… 23

　　第三节　妇产科护理配合技术 …………………… 44

　　第四节　护理院校妇产科护理学实训教学存在的问题与对策分析 …… 52

第四章　妇产科护理教学查房 …………………… 56

　　第一节　产期护理教学查房 …………………… 56

　　第二节　妇产科教学查房改革与实践探索 …………………… 80

　　第三节　护士生主导式查房 …………………… 84

第五章　多种教学法在妇产科护理学教学中的应用探究 86

　　第一节　点拨教学法 86

　　第二节　情景教学法 87

　　第三节　项目教学法 89

　　第四节　人性化教学模式 91

　　第五节　CBL+探究式"双轨教学模式" 92

　　第六节　妇产科护理学模拟教学方案与护士生实习期间护理教学 94

　　第七节　妇产科护理学教学创新的实践与思考 96

参考文献 99

第一章　妇产科护理学教学概述

妇产科护理学是一门理论知识与操作能力并重的学科，具有专业性强、操作性强、实用性强的特点。本章重点讲述妇产科护理学实践教学探索与发现、妇产科护理学课堂教学导课策略应用，以及妇产科护理学教学中现代化建设及应用。

第一节　妇产科护理学实践教学探索与发现

目前灌输式的教育模式在我国教育体制中占有重要地位，以教师为核心，学生被动接受学习内容，而且"重理论，轻实践"的现象十分严重，多数学生在上学期间并未有太多的时间进行实践操作，导致该科目的教学成果一直不太理想。通俗来讲，PBL（Problem-Based Learning，以下简称 PBL，也称问题式学习法）教学法是以问题为基础、以学生为中心的教育方法，通过提出问题，让同学相互之间讨论研究得到初步答案。这种模式可以增强学生学习的主动性。而 CBL（Case-Based Learning，以下简称 CBL，也称病例基础教学法）教学法则是以真实案例为基础，在教学过程中，使知识更加具象化、立体化，将知识应用在实践当中，增加了课堂的趣味性，激发了学生学习的兴趣。

近些年来受到种种因素的影响，妇产科疾病的发病率越来越高，虽然医疗技术不断发展，但在疾病治疗或发病时常有并发症发生，而且随着经济文化水平的不断提高，常规的治疗和护理模式已渐渐不能满足患者的需求，患者对护理质量的要求越来越高，众所周知，科学有效的护理方案的确能够显著增强治疗效果，改善患者疾病状态，促进患者病情的快速改善，因此，护理人员的综合素质和专业操作技能水平的高低直接关系到护理的质量和水平，而实践教学成果的好坏又直接关系到护理人员综合水平的高低，因此，在教学过程中选择合适的、有效的教学模式，积极调动学生的积极性和兴趣是提高临床护理质量的重要前提。

相对于单一的授课模式来说，传统的授课模式不仅不被大多数的学生接受和喜欢，而且学生的成绩不大理想；采用 CBL 和 PBL 相结合的教学模式，多数学生感到新奇、有兴趣，也非常喜欢，对知识的掌握程度也很高。

综上所述，在如今的教育模式中，单一的教学模式已经渐渐显露出弊端，采用多元化的教学模式，才能保证在短时间内学到更多的知识。CBL 和 PBL 相结合的教育模式极大地激发了学生的学习主动性，调动了学生的学习热情和探究潜质，加强了学生与学生之间的交流，改善了教师与学生之间的关系，增多了思想火花的碰撞；学生的学习成绩也得到了很好的反馈，在该课堂上，学生的注意力集中了，学生对知识点的掌握更加深刻，知识面的拓展更加宽广，节省了课外学习的时间，实现了高效率学习。这种学习模式对学生和教师的综合素质和能力的要求比较高，教师和学生要找准自己的定位，进而完成角色的转变。教师需要在课前做好知识的重难点规划和总结，学生要预习好课堂内容，减少上课时间的浪费。不少研究结果证明，教师对该种教学模式的实施持有满意的态度，在一定程度上能够明显减轻教师的教学压力，但是在当前的教育模式下，实施 CBL 和 PBL 双轨教学存在着许多的问题，首先是教学体制的问题，只有学校方面充分意识到该种教学模式的重要性和必要性并大力支持，才能顺利开展这项工作。其次是教师的思想观念和专业方面有待加强，加强对教师关于 CBL 和 PBL 双轨教学模式方面的知识培训，提高教师的实践技能。再次是加大资金支持，增加对实践操作知识学习的投入，提高学生的实际操作能力。总而言之，实施 CBL 和 PBL 双轨教学是一个漫长而艰难的过程，需要各方积极努力。

第二节　妇产科护理学课堂教学导课策略

妇产科护理学是研究女性一生中不同时期生殖系统的生理和病理变化，提供相应身体护理和心理护理的一门学科，是临床护理的主干课程之一，是诊断并处理妇女对现存和潜在健康问题的反应，为妇女健康提供服务的科学，是现代护理学的重要组成部分，也是护士执业资格考试的主要科目。

精心设计的导课能扣住学生的心弦，能促成学生的情绪高涨，步入智力振奋的状态，有助于学生获得良好的学习成果。导入得法，片刻之间就能营造一种浓郁的学习氛围，学生上课的积极性得到充分调动，进而为师生学习新课内容奠定良好的基础。融知识性、思想性、艺术性、趣味性于一体的导语能给学生以启迪，使学生一开始就沉浸在思考和期待的气氛中，有效地诱发学生的学习热情，使教学引人入胜、扣人心弦。因此，导课是课堂教学的序幕，起渲染气氛、酝酿情绪、集中注意力、渗透主题和带入情境的作用。

导课要做到"短、新、奇、准"。"短"是指教师在导课时，语言要简洁明了，一般控制在3—5 min，要以最短的时间、最快的速度使学生注意力集中；"新"是导课要有新意，不能千篇一律；"奇"是在简短的导语中设置一些奇妙的悬念，以吸引学生的好奇心；"准"是教师所采用的导入语能够准确直击授课目的，抓住关键点。

在医学专业的教学过程中十分常见的一种导课方式就是病例导入法。由于没有临床经验，学生对所学的妇产科疾病缺乏认识，通过病例导入，使学生从开始学习妇产科学就能接触到疾病的典型表现，可培养学生对疾病的判断分析能力。病例讨论使学生从感性认识上升到理性认识，有助于培养学生合理的临床思维能力。同时可以让学生更加清楚地意识到妇产科护理学这门课程的重要意义和作用，还可以引发学生对相关问题的思考，帮助学生更好地掌握护理知识。

引入新课前，教师讲一些日常生活中的故事，利用自己丰富的经验、积极的情感和亲身体会来引导和感染学生，帮助学生理解新知识。几乎每个学生都喜欢听故事，尤其是与教师有关的故事，能使学生产生一种亲切感，而且不易忘记，并起到触类旁通的功效。

教学模型是与医学相关的，用于教学上的一些模拟人体某部位的模型，教学模型形象逼真，能显示人体某些部位的功能和特性。指导学生经过观察、分析，给学生留下初步的整体印象，让学生发现特点、寻找规律，教师点题、引入新课。

根据教学需要，创设典型场景，激发学生的学习兴趣，因势利导进入教学环节，常用于某些需要把认知活动和情感活动结合起来的教学内容。

教学视频是一种图文并茂、声像俱佳、动静皆宜的表现教学内容的形式，以跨越时空的非凡表现力极大地激发学生的学习兴趣，增强学生对抽象事物与过程的理解和感受，从而将课堂教学引入全新的境界。

为让学生有效地理解某些动态的教学内容，很好地调动他们的各种感官，很快地进入课堂中来，借助多媒体动画进行导课，迅速引起学生的兴趣，使之全身心地去体会、去感悟。比如，在学习"妊娠生理"一节时，先给学生播放一个受孕过程的动画，形象、生动的动画演示让学生们对整个受孕过程有了感官上的认识，激发了学生们的学习兴趣，很自然地进入下一步的学习活动中。

总之，导课的形式是多种多样的，教师采取什么形式，要根据教材内容、学生的学习状况、教师的教学风格来定。只要使用得当、引导得法，就会顺利地将学生引入神圣的医学科学的殿堂。因此，教师在导课时要精心设计每节课的导入环节，努力为学生创造引人入胜的情境，营造良好的课堂氛围。

第三节　妇产科护理学教学中的新媒体运用

一、妇产科护理学教学中微课的运用

在国内，胡铁生老师首次将微课付诸实践。胡铁生老师认为按照新课程的标准和教学实践的要求，微课的教学方式主要依靠视频教学，教师将知识点或环节与其他学术活动相结合，进而在短时间内达到教学的目的。我国教育部门在2013年举办了首届全国高校微课教学大赛，通过比赛改变了传统的教学方法，更新了授课者的教育理念，使现代信息技术与网络技术进一步运用到教学中。微课的开展让越来越多的研究机构、教育部门、学校等认识到它的重要性。

微课的课程时间较短，教学内容较少，每节课通常主题明确、内容简单。通常情况下，微课中只讲解某个学科的重要知识点或难点问题；执行力强，不受时间、教学地点、教学对象或教学设施的限制，教师可以面对面地进行教学，也可以通过网络进行教学；情境逼真、资源丰富，视频教学通常更为形象生动，且图文并茂，能引发学生浓厚的学习兴趣。

微视频是近几年新型的网络视觉概念，与传统的视频不同，微视频具有短、快、精的特点，且大众参与度较高，成为当下最受欢迎的视频形式。

教师在开展微课前，需要进行选题、设计以及反思，在短时间内完成难点内容的讲解，并对各个知识点逐个讲解，在这个过程中，教师的语言表达能力以及逻辑性得到了进一步提升。在制作微课视频的时候，需要收集大量的资料，同时采用媒体技术对文字、图像、视频等进行处理，使教师对信息技术的掌握更加全面，更新了教育理念，丰富了教学资源。另外，在视频的制作过程中，经常会出现不尽人意的地方，而这些瑕疵会使得教师进行反思，从而进行改进。微课的建设会提高教师的教学能力，促进教师专业的成长。

随着信息技术的不断进步、电子产品及网络宽带的普及，微课可以成为学生获取知识的平台。微课可遍及课内课外，加之时间较短，内容多为重点或难点，可作为传统课堂学习的补充。微课可对学生学习过的知识进行巩固，提高学生自主学习的能力，满足学生对知识的不同需要，有效提升学生的学习热情。另外，微课主张突出主题、减少时间，将知识浓缩，可提高学生的注意力。

妇产科护理学是一门具有很强专业操作技能的课程，且同时涉及女性婚姻、妊娠或分娩等生活隐私，因此，微课的建设对促进妇产科护理学的发展有重要意义。多媒体技术是微课建设的基础，目前大部分学校的教师团队多为具有丰富的教学经验的中年教师，这部分教师教学经验丰富，但对多媒体技术缺乏了解，在进行微课设计或视频制作时，很难将想法完全融入进去。青年教师的思想与潮流相近，对多媒体技术的掌握情况也较好，但是由于资质尚浅，缺乏教学经验，在进行微课制作时，内容与效果的关系处理欠妥当。因此，微课的建设应重视团队的合作，由中青年教师互补互助，扬长避短，通过相互间的合作制出新颖、有趣、有用的课题设计。由于妇产科护理学涉及的专业较多，因此，在制作课题时，应突出专业的特点，确保资源的共享，最大限度地利用可用资源，并保证质量。

微课的时间较短，通常只对某一重要知识点或难点问题进行讲解，因此，教师在挑选课题时，应注重难点及重点的选择，通过讲解知识点对教材的逻辑序列进行展开，培养学生的知识运用能力。

作为新型的教育形式，微课通过课程设计以及教学内容方式的大胆变化，改变了人们的传统教育观念，顺应了时代的发展，推动了数字化教育的发展。

二、妇产科护理学教学中翻转课堂的运用

翻转课堂，又被称为颠倒课堂，即知识传授通过信息技术的辅助在课前完成，知识内化是在课堂上，在教师的帮助和同学的协助下完成。它的核心思想就是改变传统的教学模式，培养学生的自我导向学习能力，在妇产科护理学教学中实施翻转课堂教学效果较好。

实施翻转课堂教学有利于增强学生的学习效果，翻转课堂是颠覆传统教学的一种新型模式，将知识传递放在课前，学生利用教学资源了解学习目标、重难点、护士执业资格考试的知识点和往年考题，可以有的放矢地学习教学资源，不受时间和空间的限制。心理学家布卢姆提出的"掌握学习理论"指出，只要提供最佳的教学方式，并给予足够的时间，大多数学习者能取得优良的学习成绩。翻转课堂真正实现了分层教育、个性化教学。

实施翻转课堂教学有利于提高学生的自我导向学习能力。自我导向学习能力是指学习者在不论有无外力的帮助下，主动判断学习需求、形成学习目标、评估可利用的资源、选择并执行合适的学习方法和评价学习效果的能力。自我导向学习能力可以帮助学生在学习动机、认知方式、学习自主性等方面从学校教育向成人教育领域迈进，以满足终身学习知识的需求。

实施翻转课堂教学有利于提高学生对教学的满意度。传统教学模式中，学生被动接受知识，课堂上很少发言。翻转课堂教学中，每一名学生都是小组的主人，群策群力完成任务，遇到难题，可以与教师面对面交流，使教师的指导更具针对性。

但是，实施翻转课堂教学面临着一些挑战。首先，教学课件的制作质量有待提高，教学课件的后期加工处理还需完善；其次，有少部分学生的传统学习观念仍未改变，不能适应翻转课堂教学。因此，在翻转课堂教学中，教师要充分了解学情，鼓励性格内向的学生积极参与其中，使其不再生活在自己的小世界里，真正领会到翻转课堂的教学魅力。

三、妇产科护理学教学中微信公众号的运用

微时代的自发性、随意性和碎片性给职业教育工作带来了新的机遇和

挑战。为提高妇产科护理学的教学质量，采用行动导向教学思想，让学生成为教学的主体，引入微信公众平台非常有必要。

将微信公众平台应用于妇产科护理学教学中，使教师由教学活动的中心转变为教学活动的导演，由知识传授者转变为学生学习的指导者。

由于微信公众平台的建立和维护，以及微课的设计与制作需要掌握信息技术、网络技术、现代教育技术及相关软件操作技术等，因此，建立由护理和信息技术为一体的多学科合作团队尤为重要。

微信公众平台在妇产科护理学教学中的应用对信息源的及时性有很高要求。教师承担常规教学任务和班级管理工作，没有更多精力和时间与学生进行交流答疑。从教学的长远发展来看，将高频问题系统分类，建立专门的智能答疑系统，实现"一对一"交流辅导很有必要性，能使学生感受到尊重和关爱。

第二章 妇产科护理学课堂教学质量与效果评析

随着我国护理学专业认证工作的开展，护理专业的学科培养目标、教育教学内容、评估考核机制、教师素质与能力、毕业实习等方面的评估指标都有新的要求。本章主要讲述护理学教学中课堂教学质量评价、影响妇产科护理学教学效果的因素、男护士生在妇产科护理学教学中的心理导向与教师引导。

第一节 护理学教学中课堂教学质量评价

学生是课堂教学的全程参与者，对授课教师教学水平的高低、授课效果的好坏有着最直接、最深刻的感受。因此，学生对教师课堂教学评价更客观、公正。学生对主干课课堂教学质量的评价参与度逐年提高，说明学生参与评教有利于师生沟通，有助于教师教学水平的提高。同时也说明课堂教学质量评价指标的设计比较科学、合理。将影响课程教学质量的主要因素融于评价指标中，对教师的课程教学有明显的引导作用，对提高教师的教学水平提出了具体的目标和努力方向。

学校对授课教师的课堂教学进行规范化管理，一方面，评价结果能为学校领导进行科学决策提供参考和依据，保证课堂教学质量；另一方面，通过将评价结果直观地传递给教师，帮助授课教师找到差距，及时调整自己的知识结构和能力结构，改进教学方法，采取有针对性的改进措施，促进教师课堂教学水平的提高。例如，注意调整、更新教学内容。在教学方法的运用上，可以将循证医学教育方法的理念融入护理，培养循证思维能力；采用体验式教学法、案例教学法、角色扮演法、计算机模拟患者教学法，提高学生学习的积极性，鼓励学生积极利用实验中心、网络资源及图书馆资料开展科研创新活动。总之，通过评价结果的反馈，对学校的教学管理和促进教师教学改革起到了积极的推动作用。对评价结果的分析、总结一定要全面、客观，具体情况具体分析，便于教学管理部门掌握并采取相应措施调节教学活动，以达到改进教学、提高教学质量的目的。

随着我国《护理学本科专业规范》和《护理学专业认证标准》的建立及护理学专业认证工作的开展，在护理专业的学科培养目标、教育教学内容、评估考核机制、教师素质与能力、毕业实习等方面的评估指标都有新的要求。因此，教师课堂教学质量评价指标体系要根据护理专业本科人才培养目标进行相应修订调整，将护理人才培养定位于培养具有国际实力、综合竞争力和社会责任感的高素质护理人才，注重"专业知识、实践能力、创新能力和人文关怀"的培养，形成护理学专业人才培养优势和特色。为今后更好地研究不同时期的课堂教学质量评价、制定合理的教学质量评价指标体系提供实践基础，也能更好地发挥其对教师课程教学质量的引导、监控和促进作用。

第二节　影响妇产科护理学教学效果的因素

应用型护理教育要求把学生职业能力的培养放在突出的位置上，进行"技术与职业教育"。按照岗位对人才、知识、能力、素质的需要来规划职业教育。于是"与临床联系密切，突出技能训练，强调能力本位"成为当今护理教育的特色。如何提高作为必修课的妇产科护理学教学效果，突出实用性、技能性，提高学生的职业能力值得探索和研究。在教学过程中，只有产生了良好的互动与配合，才能达到最佳效果，才能被称为有效教学。有效教学指教师遵循教学活动的客观规律，以尽量少的时间、精力和物力投入，实现教学目标和学生的个性培养与全面发展，取得尽可能多的教学效果，主要是通过教师的教学行为实现的。"教学"不只是"学"，而且是教师"教"学生"学"，教学中的"学"跟一般的"学"有着本质的差别。而教学行为通过影响学生的学习行为，进而对学生的学习效果产生直接影响。

总体认为讲授清晰明了、讲授的条理性与科学性的评估分值较高，而主动型教学，如制定和执行课堂规则、激发动机、提问等分值较低。说明教师讲授行为最有效，而辅助教学和组织管理教学等做得不够好。不同职称教师的有效性不同，临床实践经历丰富者的课堂把握度较好，使病例和理论有机地结合，在教学中处于主动地位，自由调整教学节奏，提高学生的注意力是有效教学的重要因素。作为技能型人才的培养也可以尝试所谓订单式人才培养模式，即学校以就业为导向，根据人才市场需求，主动根据医院、社区对专业人才的需求进行教学改革，使毕业生走上岗位后能很快进入角色，适应职业环境。在实施过程中，学校可以请医院资深的护理人员参与教学过程，协助学校实施教学，了解学生的学习状况，督查学校的教学情况，提出改进教学的意见。

在课堂教学中，教师除了"教"的任务外，还有一个"管"的任务，也就是协调、控制课堂中各种教学因素及其关系，使之形成一个有序的整体，以保证教学活动的顺利进行，这一活动即为通常所说的课堂管理。教师善于进行课堂管理，减少了课堂问题行为，增加了护士生进行学习的时间。课堂管理包括课堂人际关系管理、课堂环境管理、课堂纪律管理等方面。课堂管理是基础：课堂上最大的问题不是没有纪律，而是缺乏规程。在教学中，经验丰富的教师首先关注的是如何更有效地进行教学管理，从而收到事半功倍的效果。有效实施课堂管理应注意五个方面：①分析学生需要满足的情况，弄清问题行为产生的环境因素；②树立以人为本的理念；③营造人性化的积极课堂环境和氛围，满足学生的心理需要；④接纳学生，努力满足学生的归属需要；⑤帮助学生树立学习的自信心，满足学生的自信需要。

综上所述，妇产科护理学课堂教学有效性的相关因素多而复杂。护理是操作性很强的专业，需要反复练习、不断实践，才能形成工作能力。因此，利用操作实训课及临床见习强化护理操作是提高教学有效性的重要手段，也是护理教学改革必须涉足的一个新领地。

第三节 男护士生在妇产科护理学教学中的心理导向与教师引导

随着社会的高速发展，护理工作的发展需求，越来越多的男护士进入医院的临床工作中。但是在护理教学中，尤其是妇产科教学，男护士生在学习的过程中，存在着多种问题。对男护士生在学习妇产科护理学的过程中进行心理疏导，成为帮助男护士生树立正确的专业思想及毕业后能更好地承担护理工作，是一件刻不容缓的事情。

我国传统思想已经根深蒂固，女性患者几乎都会拒绝男护士生对其进行隐私部位的护理。在妇产科室里，在查房时，患者及家属大多不愿在诊疗过程中，有男性医护人员在场，甚至当面让其出去。在医患关系较为紧张的今天，妇产科的带教教师就会采取妥协处理，以致影响了男护士生学习妇产科护理学的积极性和学习效果。

男护士生对自身专业认识不足，对本职业缺乏认知度。因此，针对妇产科教学存在的各种问题，应该对男护士生进行相应的心理疏导。女性拒绝男护士生护理的根本原因就是因为涉及女性的隐私部位，而这种思想上的转变并非朝夕即可解决，还需要社会大众媒体对男护士生这个职业的大力宣传，医院应积极向患者及家属宣传教学工作的意义，以取得患者配合，学校可以通过宣传栏或学报宣扬优秀男护士生的事迹并强调妇产科护理学的重要性。

从观念中消除性别顾虑。护士生无论男女，也不管以后是否会到妇产科室工作，都有护理女性的可能，也不可避免地有护理操作会涉及女性的生殖器官。要知道，医护人员是无性别人群，没有男女之分的。所以必须从根本上解除男护士生的害羞心理，提高男护士生对妇产科护理学的学习兴趣及积极性，必要时可以进行心理疏导。

在教授妇产科护理学的过程中，教师要对男护士生选择合适的方式、方法。理论教学中要让男护士生认识到妇产科护理学的重要性。首先妇产科是一门独立的学科，是作为护士资格证考试的重要科目之一。另外，男护士生认为妇产科护理学与他们没有任何关联，这种观点是错误的，教师要在课堂教学或是在课后对男护士生进行观念上的纠正。男护士生在以后的生活中结婚、建立家庭、赡养老人，而妇产科是一门贯彻女性一生所有可能发生的疾病的功课，掌握这门功课对自己的妻女、母亲，甚至朋友亲戚有着辅助指导意义。还有，虽说现在妇产科科室的男护士生极少，但并不表示以后男护士生不能从事妇产科的工作。毕竟随着社会的高速发展，护理事业的进步，男护士生也经历了由无到有、由少到多的过程。这些都揭示着任何一个职业是没有男女限制的，就算是目前认为最不可能招男性的妇产科科室，可能在未来的某一天会迫切需求男护士生。

在妇产科实践教学中，一开始教师可以向所有男、女护士生说明，让他们了解他们现在虽然是男、女护士生，但是以后，他们就只有"护士"代表他们所有，而面对的也只有"患者"，没有男女之分，现在认真学习是为了以后能更好地护理患者，让患者早日康复出院。考虑到男、女生同时同地教学，会导致男护士生的尴尬和女护士生的害羞情绪。因此，在涉及女性隐私部位的教学时，教师可以让男、女护士生分实验室练习操作，并在示教时，也尽可能做到男、女护士生分开。在授课中，鼓励男护士生进行操作练习。

创造出浓厚的妇产科学习氛围，激发男护士生对妇产科的学习兴趣。课余时间可以组织男护士生进行读书报告会及宣传妇产科界优秀男专家的事迹，消除男护士生对学习妇产科护理学的顾虑，增强他们学好妇产科护理学的信心。

对于即将见习妇产科科室的男护士生，教师应尽可能给男护士生提供便利，在进入妇产科科室前，先取得患者的同意，这样在观摩的过程中可以避免男护士生被患者和其家属"请出"病房，以免打击到男护士生对妇产科护理学的学习信心及积极性。

综上所述，男护士生在学习妇产科护理学的过程中确实会有许多的问题，但是作为一名妇产科专业教师，不能因为传统观念的影响，现实中遇到的困难，就对男护士生妇产科护理学的学习有所忽视。改变教学方式和调整教学内容以适合男护士生的学习兴趣与期望，消除男护士生在操作练习中的性别顾虑，避免教学过程中的性别歧视与忽视，提高他们的个人素质，帮助他们学会应对压力，激励他们勇敢、自信地面对以后的生活和工作，培养出高质量的男性妇产科护理人员。

第三章　妇产科常用诊疗技术与护理配合实训

随着时代的进步，护理教育发展越来越快，妇产科常用诊疗技术与护理配合实训也越来越重要。本章讲述妇产科疾病的诱因与诊治、妇产科常用诊疗技术分析、妇产科护理配合技术，以及护理院校妇产科护理学实训教学存在的问题与对策分析。

第一节　妇产科疾病的诱因与诊治

一、盆腔炎症分析

盆腔炎是女性内生殖器及其周围的结缔组织、盆腔腹膜发生的炎症，包括子宫内膜炎、输卵管炎、输卵管卵巢脓肿、盆腔腹膜炎，炎症地方可局限于一个部位，也可同时累积几个部位，以输卵管炎、输卵管卵巢炎最为常见。盆腔炎可分为急性和慢性两种。急性盆腔炎主要由病原体引起，临床表现可因炎症的轻重与范围大小而有所不同。患者常有高热、寒战、食欲缺乏和下腹疼痛，也可伴有消化系统、泌尿系统症状；慢性盆腔炎常为急性盆腔炎未能恰当彻底治疗，患者体质较差，病程迁延所致；也可无典型急性炎症史，当机体抵抗力较差时，表现急性发作，人全身症状不明显，有时可有低热、下腹痛及腰痛；月经增多和白带增多；卵巢功能损害时可有月经失调；输卵管粘连阻塞时可致不孕。平时应做好经期卫生，积极治疗阴道炎、子宫颈炎，加强锻炼，增强体质。如有手术指征，应行手术治疗，慢性盆腔炎应以综合治疗为宜。

引起盆腔炎的病原体为：葡萄球菌、大肠埃希菌、厌氧菌、性传播的病原体（如淋菌、沙眼衣原体、支原体、疱疹病毒）。

盆腔炎的主要症状可有下腹痛伴发热，若病情严重，可有寒战、高热、食欲缺乏等；腹膜炎时，可出现恶心、呕吐、腹胀等消化系统症状；如有脓肿形成，可有下腹肿物及局部压迫刺激症状；肿物位于前方，可有泌尿系统症状，若位于后方，则有腹泻、里急后重及排便困难等直肠刺激症状。

患者呈急性病容，体温升高、心率增快，下腹可有肌紧张、压痛及反跳痛。妇科检查可见宫颈内有大量脓性分泌物流出，穹窿有明显触痛，后穹窿饱满、有波动感，提示可能有盆腔脓肿存在；宫颈充血、举痛明显；宫体有压痛，活动受限；子宫的两侧压痛明显，如果有脓肿形成，可触及包块且压痛明显；宫旁结缔组织炎时，可触及宫旁一侧或两侧有片状增厚，或两侧宫底韧带高度水肿、增粗，压痛明显。

盆腔炎的临床表现各异，因此其诊断通常依据临床症状、体征和实验室检查。性活跃女性及其他性传播感染危险患者，如满足以下条件，又无其他病因，应开始接受治疗。

最低诊断标准：①子宫压痛；②附件压痛；③宫颈举痛。

下腹压痛，同时伴有下生殖道感染征象的患者，诊断盆腔炎的可能性大大增加。

支持盆腔炎诊断的附加条件：①口腔温度 $\geq 38.3\,^{\circ}\mathrm{C}$；②宫颈或阴道黏液脓性分泌物；③显微镜检查阴道分泌物有白细胞增多；④红细胞沉降率加快；⑤ C 反应蛋白水平升高；⑥实验室检查证实有宫颈淋病奈瑟菌或沙眼衣原体感染。

大多数患者镜检时宫颈黏液脓性分泌物或阴道分泌物白细胞增多。如果宫颈分泌物外观正常并且阴道分泌物镜检无白细胞，则盆腔炎诊断成立的可能性不大，需要考虑其他可能引起下腹痛的病因。如有条件，应积极寻找致病微生物。

急性盆腔炎。急性盆腔炎的治疗强调中西医结合，及时、合理、足量地应用抗生素对于迅速控制感染，避免败血症、脓毒血症、感染性休克以及盆腔脓肿的形成是十分必要的。但抗生素均有一定的不良反应，中药不但可以减缓这些不良反应，还能协同、增强其抗炎作用，使患者的病情迅速得以控制，早日康复。

慢性盆腔炎。中医治疗较西医治疗有较大的优势。中医强调多途径综合疗法，包括中药水剂、丸剂口服、中药保留灌肠、中药外敷、中药制剂静脉滴注、中药足浴、针灸治疗等。一般来说，单纯口服中药治疗没有综合治疗效果好。

预防盆腔炎要杜绝各种感染途径，保持会阴部清洁、干燥，每晚用清水清洗外阴，不可随意冲洗阴道内，也不可用热水、肥皂等清洗外阴，专人专盆。患有盆腔炎时白带多，质黏稠，要勤换内裤，不穿紧身、化纤质地内裤。月经期、人工流产术后及上环、取环等妇科手术后阴道有出血，一定要禁止性生活，禁止游泳、盆浴、洗桑拿浴，要勤换卫生巾，因为此时机体抵抗力下降，致病菌易乘虚而入，造成感染。做好避孕工作，尽量减少人工流产术的创伤。手术中要严格无菌操作，免致病菌侵入。无论患者分离的病原体如何，在治疗期间，都应避免无保护屏障的性交。

防止盆腔炎病情反复发作。注意休息，避免疲劳，起居有节，房事适度。调节情志，避免忧郁、烦恼。小腹与阴部乃足厥阴肝经所在，肝气不舒，肝郁气滞，不通则痛是本病的重要病理机制。情志不畅，心理上的抑郁必然导致抵抗力低下，也将增剧病变。所以，心理上的自我调节不仅有助于舒畅情志、疏肝解郁，而且将大大提高和唤起免疫功能。

二、子宫肌瘤切除术分析

子宫肌瘤是女性生殖器中最常见的良性肿瘤，由平滑肌及结缔组织组成，多数发生于 30—50 岁（占 70%—80%），子宫肌瘤的发病因素不确切，一般认为其发生及生长与性激素紊乱有关。按肌瘤所在部位，可分为宫体肌瘤（占 92%）和宫颈肌瘤（占 8%）。

按肌瘤与子宫肌层的位置关系分三类：①肌壁间肌瘤：肌瘤位于子宫肌层内，周围被肌层包绕，为最常见的类型，占总数的 60%—70%；②浆膜下肌瘤：肌瘤突出于子宫表面，有浆膜层覆盖，约占总数的 20%；③黏膜下肌瘤：肌瘤向宫腔方向生长并突出于宫腔内，表面由子宫黏膜层覆盖，占总数的 10%—20%。

临床表现：①月经改变：月经周期缩短、经期延长、经量增多、不规则阴道出血等。②腹部肿块：于清晨膀胱充盈将子宫推向上方，肿物更为明显。③白带增多：肌壁间肌瘤使宫腔面积变大，黏膜腺体分泌物增多，盆腔充血，致白带增多。当黏膜下肌瘤脱出于阴道内并发生感染时，白带增多可为脓性或血性，或有腐烂组织至阴道排出。④腹痛、腰酸、下腹坠胀。当浆膜下肌瘤发生蒂扭转时出现急性腹痛。肌瘤红色变性时，腹痛剧烈且伴发热。⑤压迫症状：肌瘤压迫膀胱时，可引起尿频、排尿障碍、尿潴留等。肌瘤压迫直肠，可引起便秘、排便困难等。⑥不孕：肌瘤压迫输卵管，或使宫腔变形，可妨碍受精卵着床而致不孕。⑦继发性贫血：长期月经过多可引起继发性贫血，严重者会出现贫血面容、全身乏力、心悸气促等症状。浆膜下肌瘤及肌壁间小肌瘤常无明显症状，有时 B 超或妇女查体时可发现。肌壁间肌瘤及黏膜下肌瘤常因宫腔增大，内膜面积增大，子宫收缩不良或子宫内膜增生过长等致月经周期缩短、经量增多、经期延长、不规则子宫出血等。

三、宫颈癌分析

宫颈癌是最常见的妇科恶性肿瘤，好发于 35—39 岁和 60—64 岁的妇女，严重威胁着妇女的生命及生活质量。全球宫颈癌发患者数逐年增加，每年新发病例约 50 万人，我国每年新发病例达 13.15 万人，且患病妇女有年轻化的趋势，已引起全世界的关注。一般宫颈病变的转变过程很长，大约有几年的时间，这个过程中只要能及时发现，确诊宫颈恶变细胞的存在，及时对症治疗，就能起到根治的作用。近四十年来，国内外均已开展对妇科疾病的普查普治，使宫颈癌能得到早发现、早诊断、早治疗，明显降低了宫颈癌的发病率和死亡率。

宫颈癌的发病因素目前尚不清楚。国内外大量临床和流行病学资料表明，早婚、早育、多产、宫颈慢性炎症以及有性乱史者的宫颈癌发病率明显增高。此外，单纯疱疹病毒及巨细胞病毒等也可能与宫颈癌的发生有一定关系。

临床表现：早期宫颈癌常无症状，随病情发展可出现的症状：①阴道出血：早期表现为接触性出血，可见性交后或妇科检查后出血。②阴道排液：阴道排液增多，为白色或血色，稀薄如水或米泔样，有腥臭。晚期癌组织坏死继发感染时，有大量脓性或米汤样恶臭白带。③晚期癌的症状：癌症晚期病变累及骨盆壁、闭孔神经、腰骶神经，可出现腰部或坐骨神经疼痛。病灶压迫输尿管或直肠，可出现尿频、尿急，肛门坠胀等。

详细了解病史，尤其是与宫颈癌病因有关的资料，如婚姻、性生活情况；月经史、孕产史；注意有无慢性宫颈炎疾病；了解配偶是否为高危男子；家族成员中是否有宫颈癌病史。

评估在患者身上出现的症状和体征。评估阴道出血的量、出血是否发生在性生活或妇科检查以后、出血与月经的关系；注意将子宫颈癌的阴道出血与月经紊乱、功能失调性子宫出血、子宫肌瘤等疾病的阴道出血进行鉴别；注意阴道排液的性质、量和气味，排除阴道炎和围绝经期的异常白带。结合诊断检查结果和宫颈癌分期确定宫颈癌的发展阶段。评估患者的全身情况，晚期患者可见消瘦、衰竭等恶病质表现。

应根据癌肿临床分期、患者年龄和全身情况而确定治疗原则。放射治疗有腔内和体外照射两种方法。腔内放疗用于控制局部病灶，对早期病变，以腔内放疗为主，体外照射为辅。晚期癌肿较大，应以体外照射为主，腔内放疗为辅。放射治疗可引起放射性直肠炎和膀胱炎等并发症。手术及放射综合治疗适用于癌肿病灶较大者，术前先行放疗，待肿瘤缩小后，再行手术治疗。放疗可用于手术治疗后的补充治疗，如手术后淋巴结或宫旁组织有癌肿转移，或切除残端有癌细胞存留者。化疗适用于晚期或复发转移的患者。也可作为手术或放疗的辅助疗法，用于治疗局部巨大肿瘤。一般采取联合化疗方案，化疗途径有经静脉化疗和介入化疗。

宫颈癌是女性生殖系统最常见的恶性肿瘤之一，严重威胁着妇女的生命及生活质量，对这一类患者，应全面评估患者的身心状态，帮助患者认识疾病将会对自身带来的改变，使患者正确对待疾病，建立战胜疾病的信心和勇气，积极配合治疗，提高生活质量。

四、子宫内膜癌分析

子宫内膜癌是发生于子宫内膜的一组上皮性恶性肿瘤，以来源于子宫内膜腺体的腺癌最为常见，为女性生殖道常见的恶性肿瘤之一，占女性生殖道恶性肿瘤的20%—30%。近年来，发病率有明显的上升趋势，与子宫颈癌收治率比较，已趋接近甚至超过。由于对子宫内膜癌发病的相关因素、病理类型与分级、转移途径、预后相关因素等认识的深入和子宫内膜癌手术—病理分期的问世，目前，子宫内膜癌的治疗也趋于以手术治疗为主的综合治疗。

不孕、未产或长期无排卵型功能失调性子宫出血或延迟绝经史；与雌激素水平增高相关的妇科疾病史（多囊卵巢综合征、卵巢粒层细胞瘤、子宫内膜增生等）；使用外源性雌激素史；垂体功能失调的相关疾病（糖尿病、高血压）；家族癌瘤史，有多发癌及重复癌倾向（乳腺癌、卵巢癌）病史等。乳腺癌术后长期服用他莫昔芬史。

若高危人群有症状，可立即进行分段诊刮，送组织进行病理检查。①肥胖、不育、未产、延迟绝经（52 岁后）。②与垂体功能失调相关的疾病：糖尿病、高血压。③与雌激素增高有关的妇科疾病：多囊卵巢综合征，卵巢颗粒细胞瘤、有子宫内膜增生或不典型增生史和子宫肌瘤不规则出血者。④有使用外源性雌激素史者。⑤有癌家族史、多发癌和重复癌倾向者（乳腺癌、卵巢癌等）。

症状表现为：①阴道出血。绝经后阴道出血：为子宫内膜癌患者的主要症状，子宫内膜癌患者中，70%—75% 为绝经后妇女，90% 以上有阴道出血症状，绝经时间愈长，而出现阴道出血者，发生子宫内膜癌的概率愈高。②围绝经期月经紊乱：约20% 的子宫内膜癌患者为围绝经期妇女。40 岁以下的妇女月经紊乱或经量增多，5%—10% 子宫内膜癌患者为40 岁以下的年轻妇女。

阴道不正常排液可为浆液性或血性分泌物。下腹疼痛及其他症状可由宫腔积脓或积液引起，晚期则因癌肿扩散导致消瘦、下肢疼痛等。

应重视阴道出血、排液等症状。有以上症状的妇女均应考虑有无子宫内膜癌的可能性，并应及时进行妇科检查。全面检查时注意有无糖尿病、高血压和心血管疾病。妇科检查排除阴道、宫颈病变出血及炎性感染引起的排液。早期盆腔检查多正常，晚期可有子宫增大、附件肿物、贫血及远处转移的体征。

五、妊娠滋养细胞疾病分析

妊娠滋养细胞疾病是一组来源于胎盘滋养细胞的疾病，包括葡萄胎、侵袭性葡萄胎、绒毛膜癌（简称绒癌）和一类少见的胎盘部位滋养细胞肿瘤。这几种疾病之间存在一定的联系，葡萄胎为胚外组织变性、滋养层发育异常所致，属于良性绒毛病变，但部分患者可持续存在并发生子宫局部侵犯和

（或）子宫外转移，进而发展为侵袭性葡萄胎。侵蚀性葡萄胎仅发生在葡萄胎以后，但绒癌和胎盘部位滋养细胞肿瘤可发生在葡萄胎、足月妊娠、流产或异位妊娠之后。侵蚀性葡萄胎、绒癌和胎盘部位滋养细胞肿瘤又统称为妊娠滋养细胞肿瘤。滋养细胞肿瘤绝大多数继发于妊娠。

侵蚀性葡萄胎是指葡萄胎组织侵入子宫肌层，进而引起组织破坏，或并发子宫外转移者。侵蚀性葡萄胎继发于葡萄胎，多数在葡萄胎清除后6个月内发病，具有恶性肿瘤行为，但恶性程度不高，多数仅造成局部侵袭，少数并发远处转移，预后较好。侵蚀性葡萄胎组织学分三型：Ⅰ型：肉眼见大量水泡，形态似葡萄胎，但已侵入子宫肌层或血窦，很少出血坏死；Ⅱ型：肉眼见少量或中等量水泡，滋养细胞中度增生，部分细胞分化不良，组织有出血坏死；Ⅲ型：肿瘤几乎全部为坏死组织和血块，肉眼仔细观察才能见到少数水泡，个别仅在显微镜下能找到残存肿大的绒毛，滋养细胞高度增生病分化不良，形态上极似绒癌。

临床表现：①阴道出血：多数在葡萄胎清除后几个月开始出现，呈持续性或间歇性，量多少不等。②子宫复旧不全或均匀性增大：常在葡萄胎排空后4—6周，子宫仍未恢复到正常大小，质地偏软。也可受肌层内病灶部位和大小的影响，表现出子宫不均匀性增大。③卵巢黄素囊肿：由于滋养细胞肿瘤分泌HCG的持续作用，在葡萄胎排空后，两侧或一侧卵巢黄素囊肿持续存在。④腹痛：侵蚀性葡萄胎一般无腹痛，但当子宫病灶穿破浆膜层时，可引起急性腹痛及其他腹腔内出血症状。⑤转移灶表现：视转移部位而定。最常见的部位是肺，其次是阴道、子宫旁，脑转移少见。

护理评估中病史采集患者的孕产史，不规则阴道出血情况，葡萄胎的治疗史和随访资料。询问原发灶和转移灶的相应症状的主诉，收集相关的诊断检查资料。肿瘤穿破子宫者可有腹腔内出血和腹痛。阴道转移破溃者可出现大量出血。因为不规则的阴道出血，患者会有焦虑和不适，而侵蚀性葡萄胎的诊断则会给患者和家属带来巨大的心理压力，除了担心疾病的预后，化疗也往往让患者感到恐惧，迫切需要得到相关的信息支持。另外，应注意评估患者的社会支持情况。

关于心理护理侵蚀性葡萄胎患者常见的心理反应有焦虑和恐惧。引起焦虑的因素有缺少医疗信息资源、医疗环境陌生、社会上形成的癌症概念等。恐惧常因与亲人分离，害怕疼痛所致。提供心理支持首先要了解患者心理，给予同情与安慰。向患者讲解化疗过程中可能出现的不良反应，使患者有充分的思想准备；脱发患者，可佩戴假发，以维持患者的良好形象，维护其自尊。争取家属的支持和配合，减轻患者的恐惧心理，帮助其树立治愈的信心。

六、子宫内膜异位症分析

具有活性的子宫内膜组织（腺体和间质）出现在子宫内膜以外的部位时，称子宫内膜异位症，简称内异症。流行病学研究认为，育龄期是内异症的高发年龄，近年，发病趋势明显上升，慢性盆腔疼痛及痛经发病率为20%—90%，25%—35%为不孕患者，妇科手术为5%—15%。病因尚不明确，主要有子宫内膜种植学说、淋巴及静脉播散学说、诱导学说、遗传学说及免疫调节学说等。异位内膜可以侵犯全身任何部位，但绝大多数位于盆腔内，其中宫骶韧带、子宫直肠陷凹及卵巢为最常见的被侵犯部位，其次为盆腔腹膜、输卵管及宫颈。也可出现在身体的其他部位，如膀胱、阑尾等。持续加重的盆腔粘连、疼痛、不孕是患者的主要临床表现。治疗内异症的根本目的是"缩减和去除病灶，减轻和控制疼痛，治疗和促进生育，预防和减少复发"。治疗方法应根据年龄、症状、病变部位和范围以及对生育的要求等加以选择，强调治疗个体化症状轻或无症状的轻微病变选用期待治疗；对有生育要求的年轻妇女，尽量先用药物治疗，重者行保留生育功能手术；年轻无生育要求的重症患者，可行保留卵巢功能手术，并辅以性激素治疗；对病变重无生育要求者，可行根治性手术治疗。

凡育龄妇女有继发性痛经，进行性加重和不孕史，盆腔检查扪及盆腔内有触痛性结节或子宫旁有不活动的囊性包块，即可初步诊断为子宫内膜异位症。但临床上尚需借助下列辅助检查，特别是腹腔镜检查和活组织检查，方能最后确诊和最后分期。

影像学检查阴道和腹部B型超声检查是鉴别卵巢子宫内膜异位囊肿和直肠阴道隔内异症的重要手段。其诊断敏感性达97%，特异性达96%。B型超声检查可确定卵巢子宫内膜异位囊肿的位置、大小、形状和囊内容物，与周围脏器特别是与子宫的关系等。超声图像一般显示囊肿呈椭圆形、圆形，囊肿可为单房或多房，有较明显的界限，与周围组织粘连。囊肿壁较厚且粗糙不平，囊内有点状细小的絮状光点。囊肿大小随月经周期发生一定的变化。由于囊肿的回声图像无特异性，不能单纯根据 B 型超声图像确诊。盆腔 CT 及 MRI 对盆腔内异症的诊断价值与 B 型超声相当，但检查费用较高。

腹腔镜检查是目前国际公认的内异症诊断的最佳方法。在腹腔镜下见到大体病理所述典型病灶，诊断可基本成立，术中所见亦是临床分期的重要依据。特别是轻、中度子宫内膜异位症、可疑内异症造成的不孕和慢性盆腔痛、妇科检查有盆腔触痛性结节，而 B 型超声检查又无阳性发现的患者，有条件的，应将腹腔镜作为首选确诊方法。腹腔镜也是治疗子宫内膜异位症最常用的方法。

易与鉴别诊断子宫内膜异位症混淆的疾病为：①卵巢恶性肿瘤：患者的情况差，病情发展迅速，腹痛、腹胀为持续性。除有盆腔包块外，常有腹水。B 超图像显示包块以实性或混合性居多，形态多不规则。腹腔镜检查或剖腹探查可鉴别。②盆腔炎性包块：多有盆腔急性感染和反复感染发作史，疼痛不仅限于经期，平时亦有腹部隐痛，可伴有发热和白细胞增高等，抗炎治疗有效。③子宫腺肌病：痛经症状与子宫内膜异位症相似，甚至更剧烈。子宫多呈均匀性增大，质地较正常子宫硬。经检查时，子宫压痛明显。应注意此病常与子宫内膜异位症并存。

子宫内膜异位症的患者多表现为痛经和持续下腹痛，这些症状使患者的工作、学习、生活劳动受到很大的影响，患者的身心受到疾病的双重折磨，使其产生痛苦、焦虑、恐惧的心理。因此患者入院后，护理人员应主动热情接待患者，讲解疾病的相关治疗方式，消除患者的焦虑心理，同时鼓励家属给予患者生活上的关心、体贴与精神上的安慰，增强其战胜疾病的信心。

子宫内膜异位症是不孕的主要原因之一，约30%或以上不孕症是子宫内膜异位症造成的。不孕症患者往往承受着家庭和社会的双重压力，因多年未孕，对手术既盼又怕，其原因常为对疾病和手术的不了解，对手术效果的怀疑，对术中、术后疼痛的担心。因此，护理人员应为患者及家属讲述手术的可靠性及临床的开展情况，帮助患者增强心理应对能力，使其进入积极的术前心理状态，积极配合治疗，以促进术后心理及躯体的康复。

关于出院指导，坚持接受规范治疗。激素治疗患者遵医嘱，坚持服药3—6个月，正确了解药物治疗的不良反应，服药中有特殊不适随诊。患者手术后1个月内禁同房，出院1个月后门诊复查。注意经期、产后卫生，经期避免性生活，产妇宜及早开始做产后体操，以防子宫后倾。注意饮食调养，不吃过于寒凉滋腻的食物、药物及生冷之品，均有利于减缓疼痛。加强锻炼，增强体质。

七、卵巢肿瘤分析

卵巢肿瘤是女性生殖器常见的三大恶性肿瘤之一。上皮性肿瘤好发于50—60岁妇女，生殖细胞肿瘤多见于30岁以下的年轻女性。由于缺乏早期的诊断手段，卵巢恶性肿瘤的死亡率居妇科恶性肿瘤首位，已成为严重威胁妇女生命和健康的主要肿瘤。

恶性肿瘤分期采用妇产科联盟的手术病理分期分为四期：Ⅰ期：肿瘤限于卵巢。Ⅱ期：肿瘤累及一侧或双侧卵巢肿瘤，伴有盆腔扩散。Ⅲ期：肿瘤侵犯一侧或双侧卵巢，并有显微镜证实的盆腔外腹膜转移和局部淋巴转移镜下种植。Ⅳ期：超出腹腔外的远处转移。良性卵巢肿瘤因肿瘤较小，早期多无症状。肿瘤增大时，常感腹胀或腹部扪及肿块。卵巢恶性肿瘤早期常无症状，晚期主要为腹胀、腹部肿块及胃肠道症状。目前良性肿瘤主要采用手术治疗，而恶性肿瘤以手术为主，辅以化疗、放疗等综合治疗。结合病史和体征，辅以必要的辅助检查确定：①盆腔肿块是否来自卵巢；②卵巢肿块是肿瘤还是瘤变；③卵巢肿瘤的性质是良性还是恶性；④肿瘤的可能病理类型；⑤恶性肿瘤的临床分期。辅助检查方法有影像学检查、肿瘤标志物、腹腔镜检查和细胞学检查。

关于心理护理，通过对卵巢肿瘤术后化疗后的心理护理，人们认识到，患者精神因素在肿瘤患者化疗中有着不可忽视的作用。肿瘤不同于其他疾病，它对机体所造成的精神损害甚至超过了它所造成的躯体损害。在化疗的同时进行的心理护理，为患者提供表达情感的机会和环境，耐心向患者讲解病情，及时解答其疑问，使其减轻焦虑，树立信心，以乐观的态度接受化疗。同时还应积极地鼓励家属经常安慰和关爱患者，让患者专心接受治疗，树立战胜疾病的信心。

第二节　妇产科常用诊疗技术

一、阴道分泌物检查技术

阴道分泌物主要来自大小阴唇、阴道黏膜的渗出液、宫颈腺体与前庭大腺的分泌液、阴道脱落细胞及少量来自宫腔与输卵管的液体，俗称白带。阴道分泌物检查临床常用于诊断女性生殖系统炎症、肿瘤及判断雌激素水平。

1. 操作目的与适应证

操作目的：用于诊断女性生殖系统炎症、肿瘤及判断雌激素水平。

适应证：

（1）闭经：阴道涂片可协助了解卵巢功能状况和雌激素水平。

（2）功血：根据涂片形状，区别无排卵性功血及排卵性功血。

（3）流产：根据涂片，可以区分先兆流产及过期流产。

（4）生殖道感染性疾病：①细菌性阴道疾病：涂片中可以找到线索细胞。②衣原体性宫颈炎：涂片中可见化生的细胞胞浆内有球菌样物及嗜碱性包涵体，感染细胞肥大多核。③病毒性感染：常见的有单纯疱疹病毒Ⅱ型和人乳头状瘤病毒。

2. 操作前准备与操作步骤

操作前需要准备：阴道窥器1个，无菌棉拭子、吸管若干，刮板2个，载玻片2张（一侧为毛玻璃），装有固定液（95％乙醇）的标本瓶1个，细胞保存液1瓶。

操作步骤：

（1）采集标本前，将取材所用的刮板、吸管或棉拭子消毒干燥。

（2）受检者取膀胱截石位，消毒外阴，臀部下面放置一次性垫单或纸单。用阴道窥器暴露阴道，根据不同目的，用棉拭子在阴道侧壁或阴道后穹窿、宫颈管口等处取材。

（3）制备成生理盐水涂片直接观察阴道分泌物，或制备成薄涂片，经固定、染色后，进行肿瘤细胞或病原微生物检查。

3. 护理要点与相关知识

护理要点：阴道分泌物标本采集前24 h内禁止性交、盆浴、阴道灌洗及阴道局部用药。

相关知识：

（1）正常阴道分泌物。为白色或无色透明、无臭味，黏而不稠的液体，其量和质的变化与雌激素的作用及生殖器官的充血情况有关。接近排卵期时，分泌量多，清澈透明、稀薄，排卵后量减少、混浊黏稠。妊娠期量较多，呈白色糊状。正常阴道分泌物呈酸性，pH为4—4.5。

（2）异常阴道分泌物。①大量无色透明黏性白带：可见于卵巢功能失调、阴道腺病或宫颈高分化腺癌等。②脓性白带：如黄色或绿色，有臭味，多为细菌感染引起，可见于淋病奈瑟菌阴道炎、急性子宫颈炎及子宫颈管炎；其他脓性白带也可见于阴道癌或子宫颈癌并发感染、宫腔积脓或阴道内异物残留等。③豆腐渣样或凝乳状白带：常见于外阴阴道假丝酵母菌病，常伴严重外阴瘙痒或灼痛。④血性白带有臭味：应警惕恶性肿瘤的可能，如宫颈癌、宫体癌等。也可见于宫颈息肉、子宫黏膜下肌瘤、萎缩性阴道炎、宫颈柱状上皮移位伴严重感染和放置宫内节育器的副作用。⑤灰黄色或黄白色泡沫状白带：常见于滴虫性阴道炎，可伴外阴瘙痒。⑥灰白色匀质鱼腥臭味白带：常见于细菌性阴道病，伴外阴轻度瘙痒。⑦水样白带：持续流出淘米水样白带且奇臭者，多为晚期子宫颈癌、阴道癌，或黏膜下肌瘤伴有感染。间断性流出清澈红色或黄红色水样白带，可考虑为输卵管癌。pH增高，见于各种阴道炎，或幼女和绝经后的妇女。

（3）阴道清洁度检查。取阴道分泌物与1滴生理盐水混合涂片，在高倍镜下观察涂片中阴道杆菌、上皮细胞、白细胞及其他病原菌的数量。

（4）阴道微生物检查：①阴道毛滴虫检查：常用直接涂片法；若多次涂片未发现滴虫时，可做培养法。②假丝酵母菌检查：临床常用直接培养法；若有症状而多次直接涂片法均为阴性，可用培养法。③加德纳尔菌检查：此菌是正常寄生在阴道的菌群，当菌群失调时，阴道内乳酸杆菌减少，而其他细菌大量繁殖（以加德纳尔菌为主），引起细菌性阴道病。细菌性阴道病的实验室诊断依据是：阴道pH > 4.5（多在5.0—5.5）；取阴道分泌物少许置于玻片上，加入10%氢氧化钾1—2滴，产生一种烂鱼肉样腥臭气味，即为阳性；将少许分泌物中加入一滴生理盐水且混合，置于高倍光镜下可见 > 20%的线索细胞，如在细胞边缘附大量颗粒状物即加德纳尔菌，细胞边缘不清；乳酸杆菌：无乳酸杆菌存在，或每个高倍光镜下＜5个。④淋病奈瑟菌检查：此菌对柱状上皮和移行上皮有亲和力，极易侵犯并隐匿在女性泌尿生殖道而引起感染，导致淋病的发生。目前常用的检查方法有涂片法、培养法、免疫荧光检查及淋菌快速诊断法。⑤沙眼衣原体检查：沙眼衣原体是常见的性传播疾病的病原体，目前临床上对沙眼衣原体的检查方法常用单层细胞分离培养和酶免疫或直接荧光素标记抗体法，而血清学和细胞学检查法的敏感性较差。

二、生殖道脱落细胞学检查技术

女性生殖道细胞是指阴道、子宫颈管、子宫和输卵管的上皮细胞。女性生殖道上皮细胞受卵巢激素影响出现周期性变化，妊娠期也有相应变化。检查生殖道脱落细胞既可以反映体内的女性激素水平，又能协助诊断生殖道不同部位恶性肿瘤并观察其治疗效果。生殖道脱落上皮细胞包括阴道上段、子宫颈阴道部、子宫、输卵管及腹腔的上皮细胞，其中以阴道上段、子宫颈阴道部的上皮细胞为主。生殖道脱落细胞的检查方法简便、经济、实用，是防癌筛查和卵巢功能检查的辅助诊断方法之一，但发现恶性细胞后不能定位，需进一步检查才能确诊；如未找到恶性肿瘤细胞，也不能完全排除恶性肿瘤的可能，需结合其他检查进行综合分析。

（一）阴道脱落细胞涂片技术

1. 操作目的、适应证与禁忌证

操作目的：了解卵巢或胎盘功能。

适应证：

（1）卵巢功能检查，适用于功能失调性子宫出血、闭经等患者。

（2）胎盘功能检查，适用于疑似妊娠期间胎盘功能减退的妊娠妇女。

（3）流产的诊断。

（4）生殖道感染性疾病的诊断。

禁忌证：

（1）生殖道急性炎症。

（2）月经期。

2. 操作前准备与操作步骤

操作前需要准备：

（1）物品准备包括：阴道窥器 1 个，载玻片 2 张（一侧为毛玻璃），无菌干燥棉签及棉球，装有固定液（95%乙醇）的标本瓶 1 个。

（2）患者准备：排空膀胱，大便充盈者应在排便后检查，心态需要放好，不必过于紧张，因为有时候人紧张会导致尿急。

（3）操作者准备

①每检查一人，应更换臀垫，防止发生交叉感染。

②检查者面向患者，站在患者两腿间。危重症不宜搬动可在病床上检查。

操作步骤：

（1）患者以典型姿势——背躺截石式（Dorsal lithotomy position）躺在内诊用诊察台上。用铅笔在载玻片有毛玻璃的一侧写好患者姓名。已婚及有性生活的妇女，需用未涂润滑剂的阴道窥器扩张阴道，用无菌干燥棉签在阴道侧壁上 1/3 处轻轻刮取分泌物及细胞，避免混入深层细胞而影响诊断，薄而均匀地涂在载玻片上；无性生活的妇女，需先将消毒棉签在 0.9%氯化钠溶液中浸湿，然后伸入阴道，在其侧壁上 1/3 处轻轻卷取分泌物及细胞，取出棉签向一个方向均匀涂于载玻片上。

（2）将涂有标本的载玻片置于 95%的乙醇中固定、送检。

3. 相关知识

（1）正常女性生殖道脱落细胞的种类及其在内分泌检查方面的应用。①鳞状上皮细胞：阴道与宫颈阴道部被覆的鳞状上皮相仿，均为非角化性的分层鳞状上皮。上皮细胞分为底层、中层和表层，其生长与成熟受体内雌激素水平的影响。细胞由底层向表层逐渐成熟，各层细胞的比例随月经周期中雌激素的变化而变化。临床上常用嗜伊红细胞指数（eosinophilie index，EI）、成熟指数（maturation index，MI）、致密核细胞指数（karyopyknotic index，KI）及角化指数（cornification index，CI）来代表体内雌激素水平。②柱状上皮细胞：分为宫颈黏膜细胞和子宫内膜细胞两种，在宫颈刮片及宫颈管涂片中均可见到。③非上皮成分：不属于生殖道上皮细胞，如吞噬细胞、白细胞、红细胞等。

（2）生殖道脱落细胞在妇科疾病诊断方面的应用。生殖道脱落细胞涂片有助于对闭经、功能失调性子宫出血、流产及生殖道感染性疾病等的诊断。若阴道涂片有正常的周期性变化，提示闭经原因在子宫及其以下部位（如子宫内膜结核）；无周期性变化，提示病变在卵巢（如卵巢早衰）；阴道涂片只受雌激素的影响，提示无排卵性功能失调性子宫出血，而排卵性月经失调，涂片提示有周期性变化。生殖道脱落细胞涂片还可以对流产疗效做出评价，也可根据细胞的形态特征推断生殖道感染的病原体种类。

（二）宫颈脱落细胞学检查技术

1. 操作目的、适应证与禁忌证

操作目的：通过对宫颈阴道部及宫颈管脱落细胞的检查，进行宫颈癌前病变和宫颈癌的筛查、诊断。

适应证：

（1）一般人群的宫颈癌筛查，21—65岁有性生活的女性，应每3年进行一次宫颈癌的重筛查。

（2）有接触性阴道出血、不规则阴道流血或有阴道排液者、临床检查发现宫颈异常者。

（3）妇科良性疾病拟行全子宫切除术的手术前检查。

（4）高危人群的复查，曾有过细胞学异常、宫颈癌前病变或宫颈癌治疗后的随诊复查。

禁忌证：

（1）生殖道急性炎症。

（2）月经期。

2. 操作前准备与操作步骤

操作前需要准备：

（1）物品准备包括：阴道窥器1个，载玻片2张（一侧为毛玻璃），无菌干燥棉签及棉球，装有固定液（95%乙醇）的标本瓶1个，宫颈刮板（木质小刮板）2个或宫颈细胞刷1个，细胞保存液1瓶。

（2）患者准备：排空膀胱，大便充盈者应在排便后检查，心态需要放好，不必过于紧张，因为有时候人紧张会导致尿急。

（3）操作者准备

①每检查一人，应更换臀垫，防止发生交叉感染。

②检查者面向患者，站在患者两腿间。危重症不宜搬动可在病床上检查。

操作步骤：

（1）患者以典型姿势——背躺截石式 (Dorsal lithotomy position) 躺在内诊用诊察台上。用铅笔在载玻片有毛玻璃的一侧或在细胞保存液瓶的标签上写好患者姓名。宫颈刮片：筛查早期宫颈癌的重要方法。取材部位在宫颈外口鳞柱状上皮交接处，以宫颈外口为圆心，用木质铲形小刮板轻轻刮取一周，应避免损伤组织引起出血而影响涂片质量和检查结果。若白带过多，应先用无菌干棉球拭净黏液后，再刮取标本，然后均匀地涂于玻片上并固定。该法所获取的细胞数量较少，制片效果不理想，现多采用涂片法。宫颈管涂片：可了解宫颈管内状况。先用无菌干棉球将宫颈表面的分泌物拭净，将小型刮板放入宫颈管内，轻轻刮取一周后涂片并固定。最好使用细胞刷刮取宫颈管上皮，将细胞刷置于宫颈管内 1.0 cm 左右，在宫颈管内旋转 360° 刷取宫颈管上皮后取出，旋转细胞刷，将标本均匀地涂于玻片上并立即固定或洗脱于细胞保存液中。通过液基细胞学特别是薄层液基细胞学检查所制备的单层细胞涂片效果清晰，容易阅片，与常规制片法相比，增加了细胞收集率且细胞可均匀分布于玻片上，可以提高发现鳞状上皮低度和高度病变的敏感性。此外，该技术可一次取样，多次重复制片。

（2）将固定于 95% 的乙醇中涂有标本的载玻片或洗脱有标本的细胞保存液小瓶送检。

3. 注意事项及相关知识

注意事项：

（1）向患者讲解有关生殖道脱落细胞学检查的知识，使其积极配合检查。

（2）准备好检查所需物品，阴道窥器不得涂润滑剂，载玻片应经脱脂处理。

（3）患者于检查前 24—48 h 内禁止性生活、阴道检查、阴道灌洗及阴道上药。

（4）取脱落细胞标本时，动作应轻、稳、准，避免损伤组织而引起出血。

若阴道分泌物较多，应先用无菌干棉球轻轻擦拭后，再取标本。

（5）涂片必须均匀地向一个方向涂抹，严禁来回涂抹，以免破坏细胞。

（6）做好载玻片标记，标本应立即放入装有95％乙醇固定液的标本瓶中固定并及时送检。

（7）向患者说明生殖道脱落细胞学检查结果的临床意义，嘱其将病理报告结果及时反馈给医师，从而给予相应诊治。

相关知识：

（1）癌细胞特征主要表现在细胞核、细胞形态以及细胞间关系的改变。如癌细胞的细胞核增大，核质比例失常；核大小不一，形态不规则；深染且深浅不一；核膜增厚且不规则，染色质分布不均匀；核分裂异常等。细胞大小不等、形态各异，细胞质减少甚至出现空泡。癌细胞单独或成群出现，排列紊乱等。

（2）生殖道脱落细胞学诊断的报告形式。报告形式有分级诊断和描述性诊断两种。我国个别医院仍在采用分级诊断，应用巴氏5级分类法。近年来，TBS（液基薄层细胞检查）分类法及其描述性诊断的使用更为广泛。

三、宫颈脱落细胞 HPV 及 DNA 检测

流行病学及分子生物学资料表明，人乳头瘤病毒（human papilloma vims，HPV）感染可引起子宫颈上皮内瘤变（CIN）及子宫颈癌的发生，且人乳头瘤病毒分型不同，其致病能力也存在差异，高危类型人乳头瘤病毒的持续感染是导致子宫颈癌发生的最主要因素。故人乳头瘤病毒感染的早期发现、准确分型及病毒定量对子宫颈癌的防治意义重大，目前已将 HPV 感染检测作为子宫颈癌及癌前病变的常规筛查手段在临床推广应用。

1. 操作目的、适应证及检测方法

操作目的：早期发现人乳头瘤病毒感染、准确分型及病毒定量，防治子宫颈癌；常规筛查子宫颈癌及癌前病变。

适应证：

（1）性活跃期妇女，子宫颈癌及癌前病变的常规筛查。

（2）有不良性行为习惯者，如多个性伴侣、早年性交、性生活活跃。

（3）对 HPV 感染者进行准确分型及病毒定量者。

检测方法：

检测方法包括因 HPV 病毒不能在体外细胞培养，故不能用简便的血清学检测进行 HPV 诊断和分型。临床上用于检测人乳头瘤病毒的方法，包括细胞学方法、原位杂交、免疫组化、斑点杂交、核酸印迹等。

（1）传统检测方法主要通过免疫学和形态学方法进行检测。形态学方法包括巴氏涂片细胞病理学检测、电镜技术（直接观察病毒颗粒）、宫颈荧光检查等；免疫学方法包括免疫组化法，通过抗 HPV 抗体与外壳蛋白反应检测 HPV，采用放射免疫沉淀法测定 CIN 血清中的 HPV 抗体水平，用血清免疫吸附试验（ELISA）检测血清中的 HPV E6、E7 特异性抗体蛋白等。

传统方法的特异度与敏感度均不高，假阳性率和假阴性率较高，且不便对人乳头瘤病毒进行分型，目前应用较少。

（2）PCR 检测 HPV 及 DNA，此方法可检测核酸杂交阳性标本中的 HPV 及 DNA 片段，灵敏度高，操作简单，标本来源不受限制。包括常规 PCR、实时荧光定量 PCR、PCR—EHSA 检测及 PCR 结合反向点杂交技术检测等。既可对 HPV 阳性感染进行确诊，也可行 HPV 的分型。此法的缺点在于它的高灵敏性，易因样品的交叉污染而导致假阳性结果。

（3）杂交捕获 HPV 及 DNA 分析：①核酸印迹原位杂交适用于 HPV 分型和 HPV 及 DNA 分子量鉴定，灵敏度高，但操作复杂，需要新鲜组织标本，故不便在临床大规模应用。②斑点印迹：较核酸印迹原位杂交法敏感度和特异度低，虽经济实用，但实验过程有放射性污染，对环境保护不利。③原位杂交：以非放射性探针对石蜡组织进行检测，能做定位检测，假阳性率低，但因敏感度不高，故极大降低了临床使用价值。④杂交捕获法（hybrid capture）：是一组检测 HPV 及 DNA 的非放射性技术。主要是应用高效的液相 RNA—DNA 杂交方法捕获样品中的 HPV 及 DNA，采用碱性磷酸酶标记抗 RNA 抗体与 DNA 抗体——化学发光信号显示系统。此法检测的灵敏度和特异度分别为95%、85%，目前广泛应用于子宫颈癌的复查和筛查。

（4）病理组织学检查结合原位杂交技术应用组织或细胞在病理切片上和分子探针进行 HPV 及 DNA 杂交，不仅可观察组织学形态改变，也可对 HPV 进行分型检测，是较理想的病理学检测及研究方法。目前因缺乏稳定的探针，且操作复杂，不适于大规模应用。

2. 注意事项及相关知识

注意事项：

（1）向患者讲解有关宫颈脱落细胞 HPV 及 DNA 检查的知识，使其积极配合检查。

（2）准备好检查所需物品，检查所需器具务必严格消毒，方可使用。

（3）受检者于检查前 24—48 h 内禁止性生活、阴道检查、阴道灌洗及阴道上药。

（4）取细胞标本时，动作应轻、稳、准，避免损伤组织而引起出血。

（5）涂片时必须均匀地向一个方向涂抹，严禁来回涂抹，以免破坏细胞。

（6）做好载玻片标记，标本应立即放入装有 95% 乙醇固定液的标本瓶中固定并及时送检。

（7）向患者说明宫颈脱落细胞 HPV 及 DNA 检查结果的临床意义，嘱其将病理报告结果及时反馈给医师，从而给予相应诊治。

相关知识：

（1）与细胞学检查联合或单独使用进行子宫颈癌的初筛，有效减少细胞学检查的假阴性结果。适用于大面积普查，初筛并聚焦高风险人群。

（2）可根据 HPV 感染基因型预测受检者子宫颈癌的风险。HPV 感染型别与宫颈病变的级别有一定关系，各型别对宫颈上皮的致病力亦有区别。

（3）对未明确诊断意义的不典型鳞状上皮细胞或腺上皮细胞（atypical cells of undeter-mined significance，ASCUS），应用 HPV 检测可有效地对其分流。HPV 及 DNA 检测可应用于检测临床上可疑涂片，将 CIN 从细胞学结果未明确诊断意义的非典型鳞状细胞／腺细胞中有效检出。

（4）对宫颈高度病变手术治疗后的患者，HPV 检测可作为判断其疗效和随访监测的手段，预测其病变恶化或术后复发的风险。研究表明，行宫颈锥切术后应用 HPV 及 DNA 检测可预测残余 CIN，预测准确率高，且灵敏度高。手术后 6—12 个月检测 HPV 阴性者，提示病灶切除干净，可最大程度减轻患者的焦虑情绪。若术后 HPV 检测阳性，提示有残余病灶及复发的可能。

四、宫颈活检技术

宫颈活组织检查，简称宫颈活检，是自子宫颈病变处或可疑部位取少部分组织进行病理学检查,是子宫颈疾病可靠的诊断依据。包括局部活组织检查和诊断性宫颈锥切术。

(一)局部活组织检查技术

1. 操作目的、适应证与禁忌证

操作目的是协助临床对 CIN,尤其是高级别 CIN 进行确诊,协助临床对子宫颈癌进行确诊。

适应证:

(1)子宫颈脱落细胞学涂片检查巴氏Ⅲ级或Ⅲ级以上,子宫颈脱落细胞学涂片检查巴氏Ⅱ级经抗感染治疗后仍为Ⅱ级,TBS 分类鳞状上皮细胞异常,即低度鳞状上皮内病变(LSIL)及以上者。

(2)阴道镜检查时反复可疑阳性或阳性者。

(3)疑有子宫颈癌或慢性特异性炎症,需要进一步明确诊断者。

禁忌证:

(1)阴道、子宫颈、子宫及盆腔有急性或亚急性炎症。

(2)妊娠期或月经期。

(3)有血液病等出血倾向。

2. 操作前准备、操作步骤及护理要点

操作前需要准备:阴道窥器 1 个,宫颈钳 1 把,宫颈活检钳 1 把,长镊子 2 把,带尾线纱布或带尾线棉球 1 个,棉球及棉签若干,无菌手套 1 副,复方碘溶液,碘伏消毒液,装有固定液(10%甲醛溶液或 95%酒精)的标本瓶 4—6 个。

操作步骤:

(1)患者取膀胱截石位,置阴道窥器暴露子宫颈,用干棉球将子宫颈黏液及阴道分泌物拭净,局部消毒。

(2)用宫颈钳夹持子宫颈前唇,用宫颈活检钳在子宫颈外口鳞柱状上皮交接处或有特殊病变处取材。可疑子宫颈癌者选择 3 点、6 点、9 点、12 点四处取材。临床已明确为子宫颈癌者,只为明确病理类型或浸润程度时,可做单点取材。为提高取材的准确性,可在阴道镜的引导下行定位取材,或在子宫颈阴道部涂以复方碘溶液,选择不着色区取材。

（3）子宫颈局部填塞带尾线纱布或棉球压迫止血，嘱患者 24 h 后自行取出。

（4）将所取组织分别装于标本瓶内，并做好所取部位标记。

（5）协助医师填写病理活组织检查申请单，将标本瓶连同病理活组织检查申请单送交病理检验。清洗、整理所用物品。

护理要点：

（1）检查前向患者讲解检查目的、过程和注意事项，以取得患者配合。

（2）检查过程中及时为医师传递所需物品，观察患者的反应，给予患者心理支持。

（3）检查后嘱患者注意观察有无阴道流血，24 h 后自行取出阴道填塞带尾线纱布或棉球，保持外阴清洁，禁止性生活及盆浴 1 个月。

（4）告知患者及时领取病理检查报告单并及时将结果反馈给医师。

（二）诊断性宫颈锥切术分析

1. 操作目的、适应证与禁忌证

操作目的是通过诊断性宫颈锥切术确定或排除可疑的 CIN 和子宫颈癌。

适应证：

（1）子宫颈脱落细胞学涂片检查多次找到恶性细胞，而宫颈活检及分段诊刮病理检查均未发现癌灶者。

（2）宫颈活检为 CIN Ⅲ级需要确诊，或可疑为早期浸润癌，为明确病变累及程度和决定手术范围者。

禁忌证同局部活组织检查技术。

2. 操作前准备、操作步骤及护理要点

操作前准备：无菌导尿包 1 个，阴道窥器 1 个，宫颈钳 1 把，子宫探针 1 个，宫颈扩张器 4—7 号各 1 个，尖手术刀 1 把（或高频电切仪 1 台，环形电刀 1 把，等离子凝切刀 1 把，电凝球 1 个），长镊子 2 把，刮匙 1 把，持针器 1 把，圆针 1—2 个，洞巾 1 块，无菌手套 1 副，棉球及棉签若干，复方碘溶液，碘伏消毒液，装有固定液（10% 甲醛溶液或 95% 酒精）的标本瓶 2—3 个。

操作步骤：

（1）患者在蛛网膜下腔或硬膜外阻滞麻醉下取膀胱截石位，外阴、阴道常规消毒，铺无菌孔巾。

（2）导尿后，置阴道窥器暴露子宫颈并消毒阴道、子宫颈。

（3）用宫颈钳夹持子宫颈前唇并略向外牵拉，用宫颈扩张器逐号扩张子宫颈管至所需号数，用刮匙搔刮子宫颈管，将刮取物装入所备标本瓶并进行标记。子宫颈涂布复方碘溶液，在碘不着色区外 0.5 cm 处，用尖刀在子宫颈表面做环形切口，深约 0.2 cm，包括子宫颈上皮及少许皮下组织，按 30°—50° 向内做宫颈锥形切除。根据手术指征的不同，可深入子宫颈管 1—2.5 cm，呈锥形切除。也可采用环形电切除术（LEEP）行锥形切除。于切除标本 12 点处做一标志，装入所备标本瓶并进行标记待检。

（4）创面止血用无菌纱布压迫止血，若有动脉出血，可用肠线缝扎止血，也可用止血粉、明胶海绵、止血纱布、凝血酶等止血。

（5）将要行子宫切除者，手术最好在锥切术后 48 h 内进行，可行子宫颈前后唇相对缝合封闭创面止血。若不能在短期内手术或无须行进一步手术者，则应行子宫颈成形缝合术或荷包缝合术，术毕探查子宫颈管。

（6）协助医师填写病理活组织检查申请单，将标本瓶连同病理活组织检查申请单送交病理检验。清洗、整理所用物品。

护理要点：

（1）术前配合医师告知患者手术应在月经干净后 3—7 天内进行，向患者及家属说明手术过程，耐心解答患者提出的问题，以减轻患者的心理压力。

（2）术中配合医师做好导尿、止血、标本固定与标记。

（3）术后患者留观察室观察 1 h，注意有无阴道流血、头晕及血压下降等现象。

（4）告知患者休息 3 日，遵医嘱使用抗菌药物预防感染。保持外阴清洁，禁止性生活和盆浴两个月。

（5）嘱患者注意观察阴道流血情况，如出血较多，应立即就诊。术后 6 周探查子宫颈管有无狭窄。

五、经阴道后穹隆穿刺术分析

1. 操作目的、适应证与禁忌证

操作目的是阴道后穹隆顶端与直肠子宫陷凹贴接，直肠子宫陷凹是腹腔最低部位，故腹腔内的积血、积液、积脓常积存于该处。阴道后穹隆穿刺是指在无菌条件下，用穿刺针经阴道后穹隆刺入盆腔，抽取直肠子宫陷凹处积存物进行肉眼观察、化验、病理检查，是妇产科临床常用的辅助诊断方法。

适应证：

（1）疑有腹腔内出血时，如异位妊娠、卵巢黄体破裂等。

（2）疑有盆腔内积液、积脓时，可进行穿刺抽液检查以了解积液性质、引流、局部注射药物。

（3）B型超声检查引导下行卵巢子宫内膜异位囊肿或输卵管妊娠部位注药治疗。

（4）B型超声检查引导下经阴道后穹隆穿刺取卵，用于各种助孕技术。

禁忌证：

（1）盆腔严重粘连，直肠子宫陷凹被较大肿块完全占据，并已凸向直肠者。

（2）疑有肠管与子宫后壁粘连者。

（3）高度怀疑恶性肿瘤者。

（4）异位妊娠准备采用非手术治疗者。

2. 操作前准备、操作步骤及护理要点

操作前准备：阴道窥器1个，宫颈钳1把，腰椎穿刺针或7号注射针1个，10 ml注射器1个，无菌试管、洞巾、纱布、棉签及消毒碘液等。

操作步骤：

（1）患者排空膀胱，取膀胱截石位，外阴常规消毒，铺无菌洞巾。行妇科检查了解子宫、附件情况，检查阴道后穹隆是否膨隆。

（2）用阴道窥器充分暴露宫颈及阴道后穹隆并消毒。用宫颈钳钳夹宫颈后唇，向前上提拉，充分暴露阴道后穹隆，再次消毒。用7号长针头接10 ml注射器，检查针头有无堵塞，在后穹隆中央或稍偏患侧，距离阴道后壁与宫颈后唇交界处稍下方平行宫颈管刺入，当针穿过阴道壁，有落空感（进针深约2 cm）后立即抽吸，必要时适当改变方向或深浅度，如无液体抽出，可边退针边抽吸。

（3）针头拔除后，穿刺点如有活动性出血，可用无菌棉球压迫片刻。血止后取出阴道窥器。

护理要点：

（1）术前、术中及术后，严密观察、记录患者生命体征的变化，特别是疑有腹腔内出血的患者。

（2）穿刺时要注意进针方向和深度，避免针头刺入宫体及直肠。

（3）若抽出血液，应观察血液是否在短时间内凝集，出现凝集，为血管内血液，血液不凝集，为腹腔内血液。若未能抽出不凝血，也不能完全排除异位妊娠或黄体破裂出血。

（4）抽出腹腔内积液或积脓应注明标记及时送检。

（5）术后注意观察阴道流血情况，嘱患者保持外阴部清洁。

六、经腹壁羊膜腔穿刺术分析

经腹壁羊膜腔穿刺术是在中晚期妊娠时用穿刺针经腹壁、子宫壁进入羊膜腔抽取羊水进行临床分析诊断，辅助产前诊断或治疗的方法。

1. 操作目的、适应证与禁忌证

操作目的是辅助临床诊断、产前诊断或进行治疗。

适应证：

（1）产前诊断。临床上通过羊水细胞培养及胎儿染色体核型分析、酶类测定，用于鉴定胎儿性别、确诊胎儿染色体疾病及先天性代谢病等。①孕妇曾生育染色体异常患儿；②夫妻或其亲属中患遗传性疾病；③孕期唐氏综合征筛查为高风险的孕妇；④年龄＞35岁的孕妇；⑤孕期超声检查发现胎儿异常的孕妇；⑥孕妇可能为性连锁遗传病基因携带者等。

（2）治疗包括：①胎儿异常或死胎，需做羊膜腔内注药引产终止妊娠。②因各种严重疾病，须在短时间内终止妊娠，但胎儿未成熟，需行羊膜腔内注入地塞米松以促进胎肺成熟。③羊水过多且胎儿无畸形，需放出适量羊水以改善症状及延长孕期，提高胎儿存活率。④羊水过少且胎儿无畸形，可间断向羊膜腔内注入适量0.9%氯化钠注射液，预防胎盘和脐带受压，减少胎肺发育不良或胎儿窘迫。⑤胎儿生长受限者，可向羊膜腔内注入氨基酸等促进胎儿发育。⑥母儿血型不合，需给胎儿输血。

禁忌证:

(1) 用于产前诊断时:①孕妇曾有流产征兆;②术前 24 h 内两次体温 (间隔 4 h 以上) 在 37.5℃以上。

(2) 用于羊膜腔内注射药物引产时:①术前测体温,两次体温 (间隔 4 h 以上) 在 37.5℃以上;②心、肝、肺、肾功能严重异常;③各种疾病的急性阶段;④有急性生殖道炎症、盆腔或宫腔感染等。

2. 操作前准备、操作步骤及护理要点

操作前准备:20—21 号带芯腰椎穿刺针 2 根,弯盘 1 个,无菌孔巾 1 块,20 ml 注射器 1 个,5 ml 注射器标本瓶 1 个,1 ml 注射器 1 个,0.5% 聚维酮碘液,2% 利多卡因注射液,消毒棉球若干,纱布 4 块,无菌手套 1 副,胶布。

操作步骤:

(1) 孕妇排空膀胱后取仰卧位,术前进行 B 型超声检查,对羊水暗区和胎盘位置进行定位,选择羊水暗区作为穿刺点并做好标记,或在 B 型超声的引导下直接穿刺。

(2) 腹部皮肤常规消毒,铺无菌孔巾。

(3) 在标记的穿刺点处用 0.5% 利多卡因行局部浸润麻醉。20—21 号带芯腰椎穿刺针垂直刺入腹壁,穿刺阻力第一次消失表示进入腹腔。继续进针又有阻力表示进入宫壁,阻力再次消失表示已达羊膜腔。拔除针芯即有羊水溢出。抽取所需羊水量或直接注药。操作完毕后,将针芯插入穿刺针内迅速拔出,敷以无菌干纱布加压 5 min 后,胶布固定。

护理要点:

(1) 操作前对孕妇进行全身的健康评估,包括生理 (生命体征、血常规、凝血功能、肝肾功能等) 和心理的评估。应向患者及家属说明该操作的目的、过程,以缓解其紧张心理,取得积极配合。

(2) 穿刺时间的选择:胎儿异常引产者,宜在妊娠 14—27 周进行;出生缺陷的产前诊断,宜在妊娠 16—22 周进行。

(3) 术中严格执行无菌操作规程,避免感染。若抽不出羊水,有可能因针被羊水中的有形物质阻塞,穿刺方向、深度稍加调整,即可抽出羊水;若抽出血液 (可能穿刺针误入腹壁、子宫壁、胎盘或刺伤胎儿血管),应立即拔除穿刺针并压迫穿刺点,加压包扎。

（4）进针不可过深过猛，尽可能一次成功，避免多次操作。最多不得超过两次。穿刺与拔针前后，应注意孕妇有无呼吸困难、发绀等异常。警惕发生羊水栓塞。穿刺前后注意听诊并记录胎心及胎动，及时发现异常。

（5）术后当日，孕妇应减少活动，多卧床休息；注意观察穿刺点部位有无液体溢出及阴道流血情况，重视胎心率和胎动变化等，若有异常，立即通知医师进行处理。

七、会阴切开术分析

会阴切开包括会阴侧切、会阴正中切开两种。因会阴正中切开增加会阴三度裂伤的发生，所以只介绍会阴侧切术。

1. 操作目的、适应证与禁忌证

操作目的是正确应用会阴切开术，配合完成阴道分娩。

适应证是会阴过紧或胎儿过大，估计分娩时会阴裂伤难以避免者或母儿有病理情况急需结束分娩者。

禁忌证是正常分娩过程中没有明确指征时，不得行会阴切开术。禁止应用会阴正中切开。会阴正中切开增加三度裂伤危险，是会阴裂伤的高危因素，目前证据不支持在早产儿分娩时常规会阴侧切，可预防脑出血，早产儿阴道分娩不需要常规会阴侧切。

2. 操作前准备、操作步骤及护理要点

操作前准备：会阴切开包，侧切剪刀，持针器，2-0可吸收线，线剪，止血钳，10 ml注射器，局部麻醉药品利多卡因等，注射用水，穿刺针等。

会阴切开属于难产助产操作，不是正常分娩的常规助产方法，应有产科医师医嘱并由医师进行操作。或由有经验的助产人员，经医师同意并在医师指导下进行切开。

操作步骤：

（1）会阴常规消毒铺巾。

（2）用0.5%利多卡因局部浸润和阴部阻滞麻醉。等待2 min麻醉药显效。

（3）会阴侧切术时机：估计胎儿胎头能在1—2次宫缩后娩出或手术助产已做好会阴麻醉，左手食、中指伸入阴道内，放在胎头和会阴之间撑其左侧阴道壁，将会阴切开专用剪刀（钝头剪）置于后联合中线向左侧45°处，与皮肤垂直切开 4—5 cm，会阴切开后，用生理盐水纱布压迫止血。

（4）缝合。①分娩结束后，仔细检查阴道内切口处有无延裂和其他损伤。②将尾纱填入阴道内，尾纱的带子用钳子夹住，暴露手术视野，用 2-0 可吸收线间断或连续缝合阴道黏膜，自切口顶端上方 0.5—1 cm 处开始至处女膜，对合整齐，不留死腔，不宜过密，针距 0.5—0.8 cm，间断缝合会阴肌层，最后皮内缝合或间断缝合皮肤。缝合完毕，取出尾纱，检查切口有无血肿或出血，然后肛查缝线有无穿透直肠黏膜，缝合后记录皮肤针数，擦净切口周围及外阴血渍，再次涂擦消毒液。

注意事项：

（1）会阴切开应在宫缩时与会阴皮肤垂直切开。

（2）一次全层切开。

（3）如会阴已高度膨隆时，剪开角度可在 60°—70° 以免损伤直肠。如会阴体短，则以阴唇后联合左上方 0.5 cm 为切口入点。

（4）缝合过程中可用甲硝唑冲洗伤口，预防感染。

（5）缝合操作快，止血彻底，缝合线间距大于 2 cm，不宜过密。

（6）严格无菌技术操作，做好消毒隔离及自我防护工作。

（7）操作结束后常规肛诊，注意有无缝线穿透直肠。

（8）清点缝线和纱布。

八、胎头吸引术分析

胎头吸引术是将胎头吸引器置于胎头上，形成一定负压后吸住胎头，按胎头娩出机制，通过牵引协助胎儿娩出的一种阴道助产手术。常用的胎头吸引器有金属（直锥牛角形、扁圆形）和硅胶喇叭形两种。

1. 操作目的、适应证与禁忌证

操作目的是缩短第二产程，减少母婴并发症。

适应证：

（1）缩短第二产程：因妊娠合并心脏病、妊娠高血压疾病、剖宫产史或子宫有瘢痕，不宜在分娩时屏气者及有轻度胎儿窘迫者。

（2）第二产程延长：因持续性枕横位或枕后位，宫缩乏力等原因，可能或已经发生第二产程延长者。

（3）胎儿有宫内窘迫可能者。

禁忌证：

（1）骨盆狭窄或头盆不称。

（2）颜面位、额位、高直位，或其他异常胎位。

（3）严重胎儿窘迫。

2. 操作前准备、操作步骤及护理要点

操作前准备：

（1）物品准备包括：产包1个，负压吸引器1台，无菌导尿管1根，无菌手套1副，利多卡因1—2支，50 ml注射器1支，血管钳2把，新生儿抢救药品等。

（2）患者准备：初产妇或会阴较紧者，可行单侧或双侧阴部神经阻滞。

（3）操作者准备：穿手术衣，戴无菌手套。

操作步骤：

（1）产妇取膀胱截石位，常规消毒外阴，按正常分娩要求穿手术衣，戴无菌手套，铺无菌巾，导尿。

（2）行阴道检查确认宫口开全，明确胎位。会阴体较长或会阴部坚韧者，可行会阴侧切术，切口可稍大些，避免会阴裂伤。

（3）放置胎头吸引器，将吸引器大端涂以润滑剂，术者以左手食指及中指撑开阴道后壁，右手持吸引器，将大端经阴道后壁送入，其后缘抵达胎头顶部。然后，左手食、中指掌面向外，拨开阴道右侧壁，使大端侧缘滑入阴道内，继而手指向上托起阴道前壁，使吸引器前壁滑入。最后以右手中、食指拉开阴道左侧壁，使整个吸引器大端滑入阴道内，与胎头顶部紧贴。

（4）检查胎头吸引器附着位置。用左手将吸引器大端紧扣在胎头上，右手食、中指沿吸引器大端边缘触摸，了解是否有阴道壁或宫颈组织夹入吸引器与胎头之间，如有，应予以推开。

（5）抽吸负压。术者用左手保持吸引器正确位置，开启电动吸引器，或用注射器抽气，使负压达37.24—46.55kPa（280—350mmHg），然后钳夹胶皮管，以保持胎头吸引器内负压，或用电动吸引器持续吸引亦可。负压形成后，胎头顶部形成产瘤，术者再以右手食指检查胎头吸引器与胎头间无产道软组织夹入后，开始牵引。

（6）牵拉吸引器，于宫缩及产妇屏气时开始牵引，先向下向外协助胎头俯屈，如胎方位为枕左前或枕右前位，在牵引时，应顺势旋转胎头，当胎头枕部抵达耻骨联合下方时，逐渐向上向外牵引，使胎头逐渐仰伸，待双顶径娩出时，解除负压，轻轻取下胎头吸引器，胎额、鼻及颏相继娩出。若一次宫缩胎头未娩出，在宫缩间隙期，可轻轻保持原有牵引力，待下次宫缩时，再继续牵引，以助胎儿娩出。

护理要点：

（1）术前向产妇及家属讲解胎头吸引术的目的及方法，解答其疑问，使其积极配合。

（2）术中注意观察产妇宫缩及胎心变化，牵引前检查吸引器是否漏气，牵引时间不超过 10 min，吸引器负压要适当，过大可导致胎儿头皮损伤，过小容易滑脱，超过两次，应改为产钳助产或剖宫产结束分娩。

（3）检查产道有无撕裂，常规缝合会阴。

（4）严密观察新生儿面色、呼吸、哭声、呕吐及有无抽搐。密切观察新生儿有无血肿形成及头皮损伤。必要时，请新生儿科医师给予监护和治疗。

（5）观察会阴切开有无渗血、红肿、硬结、脓性分泌物。若会阴切开出现水肿，可用 50% 硫酸镁纱布湿热敷。

九、产钳术分析

产钳术是利用产钳作为牵引力或旋转力，以纠正胎头方位、协助胎头下降及胎儿娩出的产科手术。根据手术时胎头双顶径及骨质最低部在骨盆内位置的高低，可分为出口、低位、中位及高位产钳术四大类。目前临床主要应用出口产钳术及低位产钳术。双顶径已达坐骨棘水平以下，先露骨质最低部已达盆底，胎头矢状缝已转至骨盆出口前后径上为低位产钳术。双顶径在坐骨棘水平以下，先露骨质最低部降至盆底，并使外阴扩张、膨出或见部分胎头为出口产钳术。

1.操作目的、适应证与禁忌证

操作目的是缩短第二产程，减少母婴并发症。

适应证：

（1）第二产程延长，因持续性枕横位或枕后位，轻度骨盆狭窄，巨大胎儿及宫缩乏力等原因导致第二产程延长者。

（2）缩短第二产程：因妊娠合并心脏病、妊娠高血压疾病、剖宫产史及子宫有瘢痕，不宜在分娩时屏气者。

（3）因妊娠期高血压疾病、过期妊娠、胎盘早剥、脐带绕颈或脐带脱垂等原因导致胎儿窘迫者。

（4）因颜面位呈颏前位或臀位胎头娩出困难者。

（5）产妇的全身情况不宜在分娩时使用腹压者。如心脏疾病者、急性或慢性肺部疾病或其他疾病导致肺功能减退，重度子痫前期，重度的肝脏、肾脏疾病，癫痫、精神分裂症等精神、神经系统疾病，产妇高热、器官衰竭等以及原发性高血压、动脉硬化、妊娠高血压疾病等在产程中血压升高，子痫或先兆子痫等需缩短第二产程者。

（6）吸引器助产失败，确认为无明显头盆不称或胎头已入盆甚至已通过坐骨棘平面者。

（7）臀位、后出头须产钳助产者。

（8）有前次剖宫产史或子宫有瘢痕而需缩短第二产程者。

禁忌证：

（1）骨盆狭窄或头盆不称。胎头双顶径未达坐骨棘水平，胎先露在 S^{+2} 以上。

（2）额后位、额先露、高直位或其他异常胎位。

（3）严重胎儿窘迫，估计产钳术不能立即结束分娩者。

（4）胎膜未破，宫口未开全者。

（5）胎儿畸形，如脑积水、无脑儿、巨结肠、连体胎儿、胎儿巨大畸胎瘤等严重畸形。

（6）死胎。胎儿已死亡应以保护产妇为主，可行毁胎术。

2. 操作前准备、操作步骤及护理要点

操作前准备：

（1）物品准备：无菌导尿管1根，灭菌产钳1对，宫颈钳4把，阴道拉钩1对，产包1个，无菌手套2副，2%利多卡因1—2支，50 ml注射器1个，血管钳2把，会阴切开缝合术可吸收缝合线，新生儿抢救药品等。

（2）孕妇准备：①注意监测胎心，必要时吸氧。②消毒外阴，导尿。③

阴道检查：要由外向里进行检查，首先看外阴发育良好与否，有无炎症、瘢痕和水肿以及组织弹性如何，而后了解宫口大小及宫颈组织质地，有无水肿，同时了解先露骨质部分的高低和胎方位情况，还要明确产瘤大小、颅骨重叠情况及盆腔是否够大，以利判断头盆是否相称。④检查胎膜完整者，应行人工破膜术。⑤已静滴缩宫素，宫缩较强时，应减慢滴数，使子宫放松，便于旋转胎头。⑥准备抢救新生儿窒息药物及用品。⑦阴道检查先露部的高低和胎方位，以及宫口是否开全。⑧如为枕后位或枕横位，可先进行手转胎头术，使胎头矢状缝与骨盆出口前后径方向一致，才能放置。如枕后位纠正胎方位有困难，亦可行枕后位产钳术。⑨纠正胎方位后，可应用0.5%—1%缩宫素静脉滴入以加强宫缩。⑩ 初产妇可行会阴切开术。准备及检查产钳，并涂以润滑剂。

（3）操作者准备：穿手术衣，戴无菌手套。

操作步骤：

（1）产妇取膀胱截石位，常规消毒外阴，按正常分娩要求穿手术衣，戴无菌手套，铺无菌巾，导尿。准备及检查产钳，并涂以润滑剂。

（2）行阴道检查确认宫口开全，明确胎位。如为枕后位或枕横位，先行手转胎头术，使胎头矢状缝与骨盆出口前后径方向一致，才能放置产钳。初产妇可行会阴侧切术，切开可稍大些，避免会阴裂伤。

（3）行单侧或双侧会阴阻滞麻醉。

（4）放置左叶产钳，操作者左手握左产钳柄，使其上下垂直，钳匙凹面朝前，右手掌面朝上深入胎头与阴道后壁之间，将左钳匙沿右手掌伸入手掌与胎头之间，然后右手指引钳匙徐徐向胎头左侧滑行，并按胎耳方向，将左钳匙置于胎头左侧顶颞部。当钳叶向前滑行时，钳柄同时向下并微向逆时针方向旋转，最终钳匙与钳柄在同一水平位上。左叶产钳放置适当后，由助手握住并保持钳柄水平位。

（5）放置右叶产钳，操作者以右手握右钳柄，左手四指伸入胎头与阴道后壁之间，将右叶产钳按放置左叶产钳法沿左手掌滑行于胎头之间，使左钳匙达到相对应的位置。

（6）合拢钳叶，如两叶产钳位置适当，钳锁容易扣合，钳柄可顺利靠拢，如钳锁不能扣合，则提示产钳位置不当，可先用左手中、食指调整右钳匙，使钳锁合拢，如扣合仍有困难，则应取出产钳，再次检查胎方位后，另行放置。

（7）检查胎方位，操作者以右手食指伸入阴道，检查胎头位置，钳匙与胎头之间有无软产道组织或脐带夹入。

（8）牵引产钳，于宫缩时轻轻并拢钳柄，左手握产钳胫部，右手手掌向下，中、食指及无名指分别放在钳锁和钳柄侧突部，缓缓向下、向外牵引，当胎头枕骨结节越过耻骨弓下方时，逐渐将钳柄向上提，使胎头逐渐仰伸而娩出。

（9）撤下产钳，当胎头双顶径牵出后，以右手握住钳柄，按放置产钳的相反方向取出右叶产钳，再按同法取出左叶产钳。

（10）娩出胎盘，检查软产道。

护理要点：

（1）术前应仔细检查产钳是否完好。向产妇及家属讲解产钳术的目的及方法，解答其疑问，使其积极配合。

（2）术中注意观察产妇宫缩及胎心变化，指导产妇正确运用腹压及呼吸，配合放置产钳，及时发现产钳放置不适当的征象，如钳柄不易合、锁扣不易扣合、牵引容易滑脱等，避免引起胎儿颅内出血或产伤。

（3）术后产妇及新生儿护理同胎头吸引术。

第三节　妇产科护理配合技术

一、妇科检查及常用特殊检查诊疗技术的护理

（一）常用性检查

1.检查内容与护理评估

检查内容：①窥阴器检查。②双合诊检查。③三合诊检查。

护理评估：

（1）收集患者资料，采用询问、观察及检查等。

（2）病史内容包括：①一般内容。姓名、性别、年龄、民族、住址等。②主述。列举主要症状及病程。③现病史。包括疾病的发生、发展及变化的全过程。④月经史。书写初潮年龄、经期、周期。⑤婚育史。足月产次一

早产次—流产次—现存子女数。⑥既往史。既往健康状况，曾患的疾病。⑦个人史。包括生活起居、出生地、个人嗜好等。⑧家庭史。家庭成员的健康状况。

（3）外阴部评估：①外阴局部病变：注意阴阜和大阴唇上阴毛的分布及其特征。会阴皮肤黏膜是否完整，有无破损，有无色泽变化，是否长有疱疹、溃疡、脓疮、疣状赘生物或其他新生物。②会阴部结构异常：对会阴结构进行系统评估。注意阴蒂的大小和形状。大阴唇和小阴唇的任何不规则、不对称或异常也要注意并详细描述。小阴唇柔软否，有无硬结、增厚；尿道分开两侧小阴唇，观察尿道外口，用中指按压触诊尿道，以检查尿道旁腺是否有形态不规则或炎症；大阴唇有无水肿、硬结，尤其触诊大阴唇的下 1/3 处；阴道壁、宫颈：将阴唇分开，检查阴道开口处，注意有无阴道前、后壁膨出和子宫、膀胱尿道、直肠脱垂，宫颈有可能看到，提示子宫脱垂可能，而囊状鼓起有肠疝可能。

2. 不同的检查方法

（1）窥阴器检查。根据患者不同的年龄和阴道大小及松弛度选择合适型号的窥阴器。窥阴器上可选择蘸无菌石蜡油、0.5% 活力碘溶液润滑检查，若需同时进行阴道分泌物或宫颈检查者，则选择生理盐水，以免取样标本受影响。将窥阴器前后两叶闭合后，左手的拇指和食指分开患者小阴唇，右手持窥阴器将两叶与阴道口垂直中线呈 45° 夹角，紧贴阴道后壁，缓慢置入阴道达宫颈，旋转窥阴器使得两叶均呈水平，打开前后叶分别置于阴道顶部的前后穹隆内，暴露宫颈，再次旋转窥阴器，暴露显示阴道各壁。取出时，将窥阴器两叶合拢后退出。

（2）双合诊检查：①子宫检查。检查时应戴无菌手套，一手放置在患者腹部耻骨联合上方，另一手示指和中指伸入阴道内，达阴道后穹隆处，向前上方抬举宫颈，从而使子宫往腹部的手上靠，通过内外同时协调，此时子宫在两手之间，要用指腹感知进行检查，可以检查宫颈有无摇举痛；子宫的位置、大小、外形、质地、活动度，有无压痛、接触性出血，宫颈外口情况等。正常非妊娠状态下，子宫是有腔壁厚的肌性器官，呈前后略扁的倒置梨形，重 50—70 g。子宫增大可以用具体数值或与正常妊娠周数子宫大小进行比较后描述。根据宫体纵轴与身体纵轴的关系，子宫的位置分为前倾（宫体朝向耻骨联合)、中位(宫体与身体纵轴平行)、后倾(宫体朝向骶骨)。根据宫体与宫颈的夹角关系,子宫又有前、后屈之分。子宫通常呈梨形,表面光滑,如不规则时,提示子宫肌瘤的可能。活动度通常较好,活动度下降意味着可能存在粘连固定。子宫有韧性,而坚硬饱满则意味着病变。②附件检查。检查时阴道内手的食指和中指尽可能深入置于宫颈后方阴道侧穹隆,尽量靠近盆腔要检查的附件。另一手置于髂前上棘水平开始,然后向阴道内手指靠近,由上而下,在此过程中,双手指要尽量对合压以扪及附件。正常输卵管不可扪及,扪及略有酸胀感。记录附件区有无增厚、条索状物、包块、压痛,包块的大小、形状、质地、边界、活动度等。

(3)三合诊检查。经直肠、阴道、腹部联合进行检查。在完成经阴道双合诊后,中指置入直肠内,食指继续置于阴道后穹隆,需要两手指互相配合,也需要另一手置于腹部配合,经腹部、阴道、直肠联合检查。用食指和中指检查后倾后屈子宫大小、形状、质地等;检查直肠阴道隔,注意是否有增厚或包块;检查直肠子宫陷凹和子宫骶韧带,该韧带的增厚或存在硬结提示炎症反映或子宫内膜异位症的可能;检查直肠内有无病变。

3. 健康教育及注意事项

(1)指导患者于检查前排空膀胱。患者取合适的检查体位。一人一器械一垫巾,检查后,操作者及时洗手,预防交叉感染。

(2)检查动作应轻柔,要有保护患者隐私的措施。

(3)如操作者为男性,应请另一名女性医护人员在场,以减轻患者的紧张和不适感。

(4)若患者无性生活史,若非征得患者同意,禁止使用窥阴器及双合诊等检查。

(5)嘱患者按时复诊。术后两周内(宫颈活组织检查者要求1个月)禁止性生活及盆浴,保持外阴清洁,防止逆行感染,按医嘱服用抗生素预防感染。腹痛或出血多时,及时就诊。

(二)特殊性检查

1. 诊断性刮宫检查

排尿后取膀胱截石位,消毒外阴、阴道与宫颈,做双合诊,确定子宫大小，暴露宫颈及宫颈管，钳夹宫颈前唇和后唇，用子宫探针测定宫腔的深度。阴道后穹隆置盐水纱布一块，然后用小刮匙沿宫腔四壁、宫底及两侧角有秩序地刮除全部内膜，刮出物均送病检。

护理评估：评估患者的身心状态，是否焦虑不安；评估患者的健康状况，必要时做好急救的准备。

护理措施：

（1）术前安慰患者，向其解释诊断性刮宫的目的，缓解其紧张的情绪。备好物品，同时遵医嘱做好备血、静脉输液的准备。

（2）术中密切观察患者的生命体征，同时给予患者心理的支持，通过播放音乐，教其深呼吸，转移注意力等方式来缓解患者的疼痛感，必要时遵医嘱给予止痛药。

（3）协助医生挑选可疑病变组织并固定，做好记录及时送检。

（4）术后遵医嘱给予抗生素治疗，指导患者保持会阴部清洁，两周内禁止性生活及盆浴。

健康教育和注意事项：

（1）指导患者刮宫前5天禁止性生活，如为了解卵巢功能，刮宫前至少停用性激素1个月，以免影响检查结果。

（2）不孕症患者应在月经前期或月经来潮12 h内刮宫，以判断有无排卵；功能失调性子宫出血患者，若怀疑是子宫内膜增生者，应选择月经前1—2日或月经来潮24 h内刮宫；若疑为子宫内膜不规则脱落，应选择月经第5—6日刮宫。刮宫后指导患者避免生冷饮食，两周内禁止性生活及盆浴，并注意保持会阴部清洁。

（3）指导患者1周后复查。

（4）注意保护患者隐私，操作动作要轻柔。

（5）若患者有急性阴道炎、急性宫颈炎、急性附件炎等急性炎症，术前体温＞37.5℃，则不宜诊刮。

2. 阴道后穹隆穿刺术检查

患者取膀胱截石位并排空膀胱，消毒外阴，铺无菌巾。用窥阴器暴露宫颈及后穹隆部位。用宫颈钳钳夹宫颈后唇，充分暴露后穹隆。用穿刺针头在阴道后穹隆中央或者偏向病侧离阴道后壁与宫颈后唇稍下方平行宫颈管刺入。刺入有落空感时，立即抽吸。抽吸结束拔针。

护理评估：评估患者的身心状态，是否焦虑不安；评估患者的健康状况，必要时做好急救的准备。

护理措施：

（1）术前安慰患者，向其做好解释工作，取得患者的配合。

（2）术中倾听患者的主诉，密切观察患者的生命体征。

（3）指导患者深呼吸，以缓解疼痛感，并禁止移动身体，避免引起直肠、子宫的误伤。

（4）术后注意观察患者阴道出血情况。

健康教育和注意事项：

（1）术后指导患者半卧位休息，注意保持会阴部清洁，避免感染。

（2）操作动作要轻柔。

（3）抽吸完，穿刺点有出血，应局部压迫无出血后，再取出窥阴器。若误入直肠者，应立即拔出针头，协助医生重新消毒，更换注射器。术后遵医嘱给予抗生素治疗。

3. 腹腔镜检查

麻醉后消毒腹部皮肤和外阴阴道后，放举宫器，将气腹针穿刺进入腹腔，注入 CO_2 气体，将腹腔镜插入腹腔，打开冷光源慢慢检查盆腔内各器官。此项检查主要以医生操作为主，护士做好术中配合及护理。

护理评估：

（1）评估患者的身心状态，是否焦虑不安。

（2）协助评估患者有无腹腔镜检查的适应证。

护理措施：

（1）向患者介绍腹腔镜检查的目的及意义，取得患者的配合。

（2）术前1日做好饮食、肠道准备及备皮准备。

（3）术日留置导尿管。

（4）术中配合医生操作。

（5）术后遵医嘱拔除导尿管，并观察患者小便自解情况。观察患者生命体征及穿刺点有无渗血、渗液、红肿等情况。

（6）遵医嘱给予抗炎治疗。

健康教育和注意事项：

（1）患者肩痛及上腹不适等症状是由于腹腔内残留气体刺激所致，并随着活动会逐渐缓解。术后当日指导患者进食半流质，次日可进普通饮食。

（2）指导患者术后两周避免性生活。

（3）注意无菌操作，检查结束，妥善包扎固定穿刺点。

二、腹部手术患者的护理技术

（一）护理评估技术

（1）术前评估：①神志、面色、表情、营养状况、精神变化及睡眠情况。②日常活动的耐受水平，有无合并症，如糖尿病、高血压、肾病等。③心理状况。④皮肤完整性。⑤生命体征，有无感染的症状和体征。

（2）术后评估：①手术方式和麻醉方式。②神志、面容、生命体征，有无感染的症状和体征。③各种管道的通畅情况，引流液的性质、量及颜色。④皮肤完整性。⑤伤口情况，有无渗血、渗液。⑥阴道出血情况，性质、量、颜色及伴随症状。⑦出入量的平衡情况。⑧疼痛程度。⑨手术并发症。

（二）护理准备措施

1. 术前的准备及护理

（1）心理支持。护士用通俗易懂的方式告知患者术前准备的项目及目的，各种检查的地点、手术的流程，术前、术后的注意事项。应运用专业的知识，用通俗易懂的方式使患者正确认识手术，并告知手术后容易出现的并发症及一些特殊情况，通过各种方式如健康教育处方等让患者充满信心，积极配合治疗。

（2）积极处理术前合并症。合并糖尿病、高血压、营养不良等疾病时，应积极控制血糖、血压，纠正贫血症状及营养不良；指导患者床上使用便器，术后应深呼吸、有效地咳嗽、床上翻身、四肢运动及缩肛运动等。同时得到家属的理解、支持及配合。

（3）阴道准备。根据手术方式选择术前3日行阴道擦洗，防止术后感染。

（4）皮肤准备。备皮范围为上至剑突下，下至双侧大腿上1/3处及会阴部，两侧至腋中线。行腹腔镜手术者同时应清理脐孔。

（5）消化道准备术前 8 h 禁食，4 h 禁饮。根据手术需求行普通灌肠；涉及肠道手术的患者，术前 3 日进少渣饮食，遵医嘱口服肠道抗生素。术前日晚及术晨行灌肠。

（6）镇静剂的使用可减轻患者的焦虑情绪，术前日晚给予适量镇静剂，并观察用药后的睡眠情况。

（7）手术当日术前根据医嘱为患者留置尿管，严格遵守无菌操作，动作轻柔，必要时行阴道擦洗。术前半小时给予基础麻醉药物，如苯巴比妥和阿托品等，缓解患者紧张，减少腺体分泌。

（8）其他协助更换衣物，取下活动义齿及首饰交给家属保管。接手术患者时，与手术室护士做好核对工作，交接无误后，在患者交接记录单上签字。根据患者的手术方式及麻醉种类准备好麻醉床及术后监护用具。

2. 术后的护理

（1）与手术室护士、麻醉师对手术患者进行交接，核对患者相关信息、了解患者手术情况，包括麻醉方式、手术方式、术中情况、目前生命体征等。

（2）病情观察。①严密监测患者生命体征变化：根据病情选择给氧浓度，定时巡视，观察并做好记录，一般术后每 15—30 min 观察一次，病情稳定后，改为 4 h 一次，持续 24 h 后，病情稳定者改为每日四次。②切口护理：观察各类切口有无渗血、渗液，发现异常，及时通知医生。腹部切口使用沙袋压迫伤口 6—8 h，必要时使用腹带加压包扎。③管道护理：保持各种管道(输液管道、尿管、腹腔引流管、输尿管导管等)的通畅，观察引流液的性质、量及性状，并妥善固定。术后根据病情拔除引流管，尿管的留置时间一般为12—24 h，广泛全子宫切除术的患者术后留置尿管时间为 7—14 天。尿管拔除后 4—6 h 督促患者自解小便，防止尿潴留。④阴道分泌物：对于子宫全切术后、子宫肌瘤切除术后的患者，应密切观察阴道出血及分泌物情况，以判断伤口愈合情况和子宫收缩情况。

（3）体位。全身麻醉的患者头偏向一侧，避免呕吐物堵塞呼吸道；蛛网膜下腔麻醉者去枕平卧 12 h；硬膜外麻醉者去枕平卧 6—8 h。

（4）疼痛。对于疼痛不能耐受的患者，术后可考虑使用镇痛泵，或根据医嘱使用哌替啶等药物镇痛。

（5）饮食。手术范围不涉及肠道的术后患者 6 h 后可进流质饮食，通气后逐步转为半流质、软食，避免牛奶、甜食等胀气食物。涉及肠道手术的患者根据医嘱暂禁食，使用肠外营养。

（6）活动。术后 6—8 h 移除切口压迫的沙袋后，应及时协助并指导患者床上翻身，鼓励术后患者早期下床活动，避免压疮及下肢深静脉血栓形成。术后活动应适量，避免增加腹内压，引起盆腔充血。对于全子宫切除术后的患者应控制活动量，防止术后盆底组织松弛。

（7）术后并发症的护理。①腹胀：术后腹胀多由术中肠管受到激惹，肠蠕动减弱引起，通常术后 48 h 恢复，术后应指导并协助患者尽早活动，如床上翻身、下床活动等。②泌尿系统感染：鼓励拔除尿管的患者及早解小便，避免尿潴留；留置尿管的患者每日行会阴擦洗并更换尿袋，保持会阴部清洁，并在拔管前定时夹闭尿管，训练膀胱恢复收缩力。合并阴道出血的患者除清洗会阴部外，更应及时更换污染的会阴垫，防止盆腔感染。③切口愈合不良：当术后切口出血多、压痛明显、肿胀且有波动感时，考虑为切口血肿，极易引起切口感染，进而愈合不良。应及时通知医生进行换药，必要时进行二期缝合。④术后腹腔内活动性出血：术后患者尿量少于 30 ml/h，短时间内腹腔引流液过多，血压进行性下降、脉搏细数者，考虑腹腔内出血，应及时通知医生进行处理。⑤下肢深静脉血栓：术后患者因长时间卧床，血液循环速度减慢，加上手术中电凝止血，血液呈高凝状态，极易发生下肢深静脉血栓，表现为下肢疼痛、肿胀。术后应协助并指导患者尽早活动，促进血液循环。如已发生血栓，遵医嘱使用溶栓及抗凝药，患者患肢抬高制动，避免血栓脱落。

（三）健康教育及注意事项

（1）指导患者进营养丰富、清淡易消化的饮食，避免生冷、辛辣刺激的食物，防止腹泻或便秘。保持切口干燥清洁，防止感染。

（2）指导患者适当活动，特别是全子宫切除术后的患者，避免盆底组织松弛。避免增加腹内压，引起盆腔充血的各种运动，如久蹲、久站等。根据病情禁止盆浴及性生活，全子宫切除术后患者为 3 个月，防止阴道残端伤口感染。出现阴道异常出血、分泌物增多及腹痛，应及时就医。定期随访。

第四节 护理院校妇产科护理学实训教学存在的问题与对策分析

随着时代的进步，护理教育也发展得越来越快，快速发展的同时，需要提高护理教育的质量，尤其要培养大量具有高素质的护理人才，以及具有一定技术、技能的人才。大部分护理院校十分关注教育的质量，往往选择适合护理的内容进行学习，其中，最主要的授课内容是实训教学。对于实训教学而言，大部分教师按照培养要求来执行，最终培养出大量具有一定技术的人才，甚至培养为应用型专业的人才。实训教学的目的是培养学生具有一定的操作能力，而且具有较好的综合素养，所以，在教学当中，应设置合适的教学活动。

一、护理实训中存在的问题及原因

(一) 实训课程中学时不合理

在护理课程中，学生一般会主修一门专业课程，妇产科护理就是主干课程。在学院，这门课程的理论学习和实训课程是分开设置的，实训课时间比较少，理论课时间比较多。这样一来，实训课时数量严重不够，在护理教学之中，出现了过于注重理论的现状。妇产科护理是一门具有实践特点的课程，所以，需要学生加强实践操作。也就是要在学习理论的同时，多加强学生的动手操作能力，从其所占的比例就可以看出来，比例不高，需要加大力度及时改进，进而使得教学得以优化。

(二) 实训课教师操作经验不足

在护理院校，任教的教师专业水平良莠不齐，有些教师无临床一线的实践经验，这些任教教师不能结合临床情况来教学，同时，他们不能及时取得新的护理技术与方法，使其教学质量受到影响，更有甚者，还是采用以前古老的操作视频来进行学习，这就会出现实践教学和实际临床之间的严重脱节现象，他们所把握的操作技能一般不能使用在临床当中，往往还得重新来学习有关知识。

（三）实训课师资力量不足

针对妇产科的护理实训课而言，一般分开小组来实施教学，每一个小组的学生人数是 20—30 人，而教师往往把一个班级划分为两个小组，或者 3 个小组来完成教学。为了全面完成实训课的授课任务，学校往往只安排 2—3 位教师进行教学。这样一来，为减少授课教师的人数，学校会把班级人数增加到最大，基于此，会给带教教师带来一定的困难，尤其在指导学生进行实训操作时，无法实现一对一指导，学生有问题也无法及时得到解决。

（四）实训课教学方法单一化

护理院校仍旧以固定的流程来执行，即"先示范，再练习，教师给予指导，最终对其进行考核"。但是对于学生在自己动手操作的过程中，教师单纯关注的是操作的步骤，而对于操作的对错没有进行关注，有的学生出现了错误的操作，教师也没有及时地指出来。

学生根本不知道自己的操作方式对不对，还有的一些学生机械式地去背诵操作程序，根本没有注意到自己的操作有问题，这种授课方式对于学生的思维能力以及操作能力都是没有太大提升的。作为护理工作者，在具体工作当中，需要具有严谨的态度，规范操作，尤其懂得如何应对一些突发的事件。

（五）缺乏人文素质的培养

在对于妇产科的学生护理实训课中，教师将模型作为训练的对象，先要给学生演示一遍怎么操作，然后让学生说出在操作过程中需要注意的事项，这样才能让学生真正学会，但是目前在实际的操作中，往往忽视操作前的有关工作，对患者的一些情况进行分析，这样在实践中很容易出现差错。

二、提高妇产科的护理实训教学对策

(一) 改革教学方法，提高学生的学习兴趣

学生一旦产生了学习的动机，就能够不断激励自己，从而完成学习活动，这属于一种最直接的内部力量，促进学生积极主动地学习。当在进行实训教学的时候，教师要不断激发学生的学习动机，需要借助好的方法来执行，所以，需要及时更新自己的方法来进行教学，彻底打破以往的方法，即"灌输式"的、"填鸭式"的，使自己的教学方法越来越新。目前，采用引导式的方法来完成教学，能够更好地指引学生去思考，进而解决实际问题，以及唤起学生求知的动力，使学生更加牢固地记忆有关知识与技能等，同时，培养了学生一定的思维能力。除此之外，教师采取的方法还应该结合教学的内容、学生自身的特点来选取，比如，理论与实践结合在一起、扮演角色法、模拟情景法以及项目的教学法等，甚至把多种媒体使用在实训教学之中，以微课、微博等形式来使用，这样一来，实训教学的形式变得更加丰富、更加精彩，学生对学习越来越有兴趣，同时，增强了教学的效果。

(二) 更新教学理念，提高实训的教学地位

我国护理教育的发展较晚，护理院校没有足够的实力，大部分高职学院采取单一的模式完成教学，大部分护理院校在教学的过程中，把课堂理论的教学作为主要的，而弱化实训教学。所以，对于大部分护理院校而言，应该确定院校人才培养的标准，即培养的人才应该具有技术、技能等特点。针对护理院校而言，需要改变以往注重理论教学、实训教学薄弱的情况，加大力度开展实训课，使学生在懂得理论的同时，提高自身的实践操作能力，使得理论真正融合于实训教学之中。

(三) 打造"双师型"教师队伍，加强实训师资力量

学校要想培养高素质的学生，首先需要构建好的师资队伍，这个因素尤为关键。目前，教育部加大力度对护理教育教学实施改革，进而提高人才质量，采取必要措施探索教师培养模式，使其具有高层次、"双师型"等特

点，除此之外，提高教师全面素质，包括专业、技能、实践、教学、信息技术的使用以及教学研究的能力等，同时国家对教师实施一定的培训，使教师越来越具有"双师"素质。作为妇产科护理的实训课，在具体教学当中，需要借助"双师型"的教师来解决有关问题，对于护理院校的实训课教师，可以由具备临床一线工作经验的医务工作者来承担，并要求实训课教师积极组织人员多实践、多学习，进而提高人员的知识储备，使其护理技术与方法越来越优化。

(四) 提升学生综合护理素质

在妇产科这门特殊的护理学科中，经常会涉及一些女性隐私部位的检查，所以，护理学生在进行实训课的时候，操作都是在模型上进行的，要让护士生懂得一些基本的规范，这是很有必要的。多培养护士生的规范意识以及护理道德，促进临床工作顺利进行。

总而言之，现代社会的发展，对于护理人员的需求量在不断增大，对护理工作也提出了一些更高的要求。因此，在护理人员的培训中，着力培养和提高他们的专业性、可操作能力以及个人的综合素质达到一个较高的水平。现如今，高职人才越来越多，实训教学要结合新形式、新要求来进行，促进高职教育更好地实施。

第四章　妇产科护理教学查房

教学查房是以个案或病种为对象，以传授专科理论和技能、介绍实践经验或某种先进技术为主要内容的教学形式。通过教学查房可增进医患沟通，有利于观察病情变化，明确诊断，制订更加合理的治疗方案，亦便于观察临床的治疗效果。本章论述产期护理教学查房、妇产科教学查房改革与实践探索、护士生主导式查房。

第一节　产期护理教学查房

为了提高护理质量与护士工作的积极性，激发护士主动学习的良好氛围，让护士更好地熟悉患者的诊断、治疗、饮食、心理及各种检查结果，对工作做到心中有数，临床中进行查房就非常必要。

通过护理教学查房，护士提高了专业操作水平，丰富临床工作经验，提高了沟通能力，强化了工作责任心，减少了差错的发生，保证护理工作的严谨性和连续性，让患者在住院期间有安全感，对医务人员有充分的信任感。

一、护理教学查房

护理教学查房是护理查房的一种，是以个案或病种为查房对象，以传授专科理论和技能、介绍护理实践经验或某种先进技术为主要内容的护理查房。护理教学查房主要面向护士，其主要目的是促进各层次护士的业务学习，巩固护士的医学基础知识，加深其对整体护理中护理程序的理解，培养其发现问题、解决问题的能力，同时丰富临床经验，锻炼语言沟通和应变能力。由此可见，护理教学查房是临床护理教学中不可缺少的部分，是检验护理人员是否掌握综合知识，独立护理患者，提高自学能力和推理能力的一种重要形式。

护理教学查房分为以下几种类型：

（一）按教学查房的形式和内容分类

1. 教学查房的形式分类

（1）传统教学查房。传统的教学查房是在生物医学模式下形成的，主要针对疾病的相关理论知识，具体做法是由教师预先准备病例，查找资料，并将发言的内容分配到每个人，每个人只需记住疾病相关的生理、病理、临床表现、诊断、治疗、护理等的一部分，查房时教师按传统课堂教学方式讲授疾病相关理论并进行提问，每个人发言时只讲自己准备的内容，其效果是达到获得和积累知识的目的，但其弊端是查房时以教师为中心，内容是僵化的。参与者被动和消极地参与，没有机会也不必要开动脑筋去寻求护理问题，更不需要去解决问题。查房气氛不活跃，仅做护理疾病的讨论，存在着只见疾病不见人的做法。其效果未改变学校课堂教育传授灌输的教育方式，这种形式的查房重知识的传授，而轻能力的培养。传统的教学查房因存在较多的弊端，目前已少用。

（2）讨论式教学查房。问题探讨式查房是以患者的问题为基础，以教师为引导，以护士为中心的小组讨论教学查房法，具体做法是教师针对临床实习接触较多和有感性认识，且有实用性的内容以及在临床中遇到急待解决的问题进行查房。查房前，教师先选择好病例，设置好讨论的问题，让其他护士带着问题去看书，查阅资料，围绕问题进行思考。查房时以护士为主讲，教师引导护士讨论相关的问题，护士自由发言，但要人人参与，教师要鼓励护士积极参与，踊跃发言，提出自己独特的见解，最后由教师进行总结点评。

（3）整体护理教学查房。自从整体护理开展以来，护理查房的指导思想有了显著的改变。以护理程序为框架，围绕患者的整体护理来进行的护理查房愈来愈普遍。具体做法是责任护士做中心发言人，通过问病史和查体评估患者情况，收集患者资料进行分析，引导其他护士针对存在的护理诊断或问题，需要的护理措施等进行讨论。这种查房方式从评估、诊断、计划、实施、评价五个阶段正确评估患者，体现了以患者为中心的整体护理。查房的重点放在病房内，主要关心患者得到了怎样的护理，护士为患者解决了什么问题，患者向健康迈进了多少。打破了传统的护理查房模式，从重疾病查房转向对患者整体护理的查房，让护士掌握整体护理基础知识，按护理程序护理患者，提高了整体护理能力。此类护理查房适用于开展整体护理的病区。

2. 教学查房内容分类

（1）急重症及死亡病例护理教学查房。急重症及死亡病例的护理查房是对急重症、疑难、死亡个案的护理计划的实施及效果、经验教训等进行的全面性查房。具体做法是由资深护士或护士长提前准备好患者资料，查房时先汇报病情、治疗、护理经过，突出护理难点、抢救措施及并发症的护理等，结合病例和理论知识，围绕此患者的护理难点、抢救程序、各类抢救物品使用及注意事项、死亡原因、临终护理等情况引导护士进行分析讨论，讨论中穿插一些管理制度，如危急重患者抢救制度、交接班制度、查对制度等，最后由资深护士或护士长进行总结。由于选择的病例病情急重，复杂多变，护理工作难度大，此类教学查房要求护士要掌握丰富的专业技术及抢救技能，通过病例讨论可提高护士应急应变能力和判断能力；把各项管理制度联系实际进行讲解，可提高护士的责任心。通过讨论，总结在护理工作中取得的经验和存在的不足，针对存在的问题进行讲解和讨论，提高了护士业务知识及急救操作技能，也是检查和评估护士工作质量的有效方法之一。此类护理教学查房适用于重病及抢救较多的重病监护室、急诊室、心血管及脑外科等科室。

（2）对比性护理查房。可分为横向比较、纵向比较两类。横向比较一般是对同一疾病且接受同一治疗方案，在不同的个体状况中找出共性和个性的查房，以制订更加个体化的护理方案。纵向比较一般是从同一疾病的不同病因、不同治疗方法、不同阶段的个体状况中找出共性和个性的查房，从而找出不同阶段的护理重点。通过对比分析，使护士避免生硬地将书本理论应用于临床病例中，使他们明白护理措施应根据患者的具体情况具体分析，从而提高护士的临床经验和综合分析能力。此类查房形式适用于临床经验丰富、综合能力较强的人组织。

（3）护理技术操作示范性查房。这是一种以某种难度较大的护理技术为重点内容的护理查房。具体做法是以难度较大的护理技术、不常用的操作及新技术为查房内容，护士长选择有经验的资深护理人员为指导教师，采用理论联系实际的方法，讲解操作的重要性、操作程序及应注意的问题，并进行操作示范及指导护士操作的查房形式。此类查房可增强护理人员对新知识和新技术的理解，熟练操作程序，统一操作规程，满足临床实践需要，提高护理人员专科护理的技术水平。

（4）医护结合护理教学查房。护理查房是提高护士业务素质和业务水平的一条有效途径，由于大多数护士是大专学历，临床观察和护理的经验参差不齐，对一些医学基础知识及专科技术的掌握不够全面，通常不能通过查房提高临床护理水平。有研究表明，通过让护士每天或每周跟随医疗查房，重点了解医生对病情变化的分析、新的治疗方案、护理重点等，达到帮助护士了解病情，防止因护士不了解病情而造成的差错，锻炼护理人员与医生的沟通能力的效果。具体做法是由医生和护士一起进行查房，医生讲授医学知识，分析疾病的发生发展及对护理工作的要求，护士针对患者的护理问题，讨论护理计划的制订和护理措施的实施等。医护结合查房，使护士对患者病情有了全面的了解，拓宽了他们的知识面，加强医、护、患的沟通，使患者得到全面的护理。但在查房时要注意合理安排，避免医生唱主角，主次颠倒的现象。此类教学查房对护士拓展知识面，更好地护理患者有很好的作用，值得提倡并推广，尤其是病区有疑难病例或开展新业务时更应加强医护合作。

（二）按查房地点分类

按查房地点可分为：

（1）床边护理教学查房。整个查房过程选择在患者床边，本着知情同意的原则，患者有权拒绝参与查房或在任何时候停止查房，凡涉及患者隐私及保护性医疗问题时，不在患者床边讨论。

（2）床边与办公室相结合查房。采用床边汇报病史、护理检查，然后回到办公室展开讨论。其优点在于能保证患者的休息，有利于采取保护性措施，便于护士畅所欲言，充分发挥护理人员的主观能动性，这是临床上最为常见的一种方式。

（3）模拟病房教学查房。由教师根据所要讲的内容准备一份典型病历，并分发给每位同学，在学校模拟病房内，由一位护士扮演患者，以护理人员为主查者，教师为组织者，其他人员可以踊跃发言、提问、讨论，打破书本的局限，进行发散式思维，促进护士思维能力的发展。

（三）护理教学查房影响因素

一次成功的护理教学查房能使护理人员巩固已学的理论，拓展其知识面，获取解决问题的方法，学会向创造性思维过渡，其效果主要受五个方面的影响：

（1）组织者。要组织好护理查房，首先必须进行周密的组织工作，组织者的思维和能力可影响整个查房，其认识程度和计划组织能力直接影响护理教学查房的实施及质量。每次查房前，护士长应做好充分准备，熟悉此病例的护理全过程，能够解答护理疑难问题，指导临床护理。

（2）主持者或主导者。目前大多数的护理教学查房由带教护理人员主持或指导，而高素质的带教护理人员有利于保证护理教学查房的质量，主持者在教学查房中起重要作用，既是组织者，又是教育者、咨询者和治疗者。组织者的角色表现在主持者须对查房时间的安排、病例的选择、参与人员的安排、查房方式的选择进行组织安排；教育者的角色表现在主持者通过查房传授知识、技能或经验于参与者；咨询者的角色表现在主持者在查房时向患者讲授疾病相关知识并接受患者的咨询；治疗者的角色表现在查房时对患者实施某些治疗作用。主持者的组织安排能力、理论基础、临床经验、护理技能、启发性思维、创新意识、灵活应变能力与查房的质量高度相关。

（3）参与者。参与者的层次配置与准备情况将影响查房的质量。经调查发现，大多数人认为不同资历、学历的护士一起参与查房可以使查房气氛变得更为活跃，更能调动参与者的积极性。查房前，参与者预先被告知查房内容，并预先熟悉病例及疾病相关知识，做到有备而来，变被动为主动学习，可大大提高查房效果。

（4）查房形式。查房形式多样，形象具体，可激发护士的兴趣。很多学者认为教学查房的效果是多种多样的，带教护理人员不要被形势所束缚，可针对主持人的素质和能力、查房的内容、参与者的水平、查房时间等不同情况灵活选择。

（5）学习氛围。良好的学习氛围表现为护理工作中呈现出的良好协作、良好交流、良好管理，满足护理人员的情感支持。良好的学习氛围使得不同层次的护理人员积极主动地投入护理教学查房当中，从而提高护理教学查房的质量。

护理查房不仅是培养人才，促进护理发展的重要手段，也是为患者提供优质服务的手段，同时也是不断完成自身知识结构，提高自身素质的有效途径。我国教学查房日趋多样化，从以疾病为中心到以护理程序为基础，从以临床护士为主查者到以一个或多个护士为主导的教学查房，其内涵正在不断拓展，形式更加多样化，临床上应根据教学查房的目的、带教老师的素质、护士的情况，注重多种查房形式的综合运用，进行创造性实践，寻求更有效的互动教学查房方法，保证护理教学查房的最优化。

二、妊娠特有疾病护理的教学查房

(一) 妊娠期高血压疾病

妊娠期高血压疾病是妊娠期特有的疾病，我国发病率9.4%—10.4%，国外7%—12%。本病命名强调生育年龄妇女发生高血压、蛋白尿症状与妊娠之间的因果关系。多数病例在妊娠期出现一过性高血压、蛋白尿症状，分娩后即随之消失。该病严重影响母婴健康，是孕产妇和围生儿病率及死亡率的主要原因。根据流行病学调查发现，其高危因素有：初产妇、孕妇年龄过小或大于35岁、多胎妊娠、妊娠期高血压病史及家族史、慢性高血压、慢性肾炎、抗磷脂综合征、糖尿病、肥胖、营养不良、低社会经济状况均与妊娠期高血压疾病发病风险增加密切相关。其病因至今不明，多数学者认为可能与异常滋养细胞侵入子宫肌层、免疫机制、血管内皮细胞受损、遗传因素、营养缺乏、胰岛素抵抗等因素有关。其基本病变是全身小血管痉挛，全身各系统各脏器灌流减少，对母婴造成危害。表现为血压上升、蛋白尿、水肿和血液浓缩等。全身各组织器官因缺血、缺氧而受到不同程度的损害，严重时，脑、心、肝、肾及胎盘等病理生理变化可导致抽搐、昏迷、脑水肿、脑出血、心肾功能衰竭及凝血功能障碍而导致弥散性血管内凝血等。根据病情，将其分为妊娠期高血压、子痫前期轻度、子痫前期重度、子痫、慢性高血压并发子痫前期、妊娠合并慢性高血压。目前对于妊娠期高血压疾病治疗的目的和原则是争取母体可以完全恢复健康，胎儿出生后能够存活，以对母婴影响最小的方式终止妊娠。运用护理程序对妊娠期高血压疾病的患者实施整体护理，加强患者和高危人群的健康教育是妇产科临床工作的一项重大任务。

(二) 妊娠剧吐伴代谢障碍

妊娠剧吐是指妊娠期频繁恶心、呕吐，不能进食，以致发生体液失衡及新陈代谢障碍，甚至危及孕妇生命，其发病率为0.35%—0.47%。至今病因尚不明确，可能与人绒毛膜促性腺激素水平升高有关，临床观察发现，精神过度紧张、焦虑、忧虑及生活环境和经济状况较差的孕妇容易发生。多见于年轻初孕妇，停经40天左右出现早孕反应，逐渐加重直至频繁呕吐不能进食，呕吐物中有胆汁或咖啡样物质。严重呕吐者会引起脱水及电解质紊乱，动用体内脂肪，其中间产物丙酮聚积，引起代谢性酸中毒。患者体重明显减轻，面色苍白，皮肤干燥，脉搏细数，尿量减少，严重时出现血压下降，引起肾前性急性肾衰竭。妊娠剧吐可以导致两种严重的维生素缺乏症：①维生素 B_1 缺乏可致 Wernicke 韦尼克综合征，临床表现眼球震颤、视力障碍、共济失调、急性期言语增多，以后逐渐精神迟钝、嗜睡，个别发生木僵或昏迷。若不及时治疗，病死率达50%。②维生素 K。缺乏可致凝血功能障碍，常伴血浆蛋白及纤维蛋白原减少，孕妇出血倾向增加，可发生鼻出血、骨膜下出血，甚至视网膜出血。现主要的治疗措施为根据化验结果，明确失水量及电解质紊乱情况，酌情补充水和电解质。

(三) 异位妊娠分析

异位妊娠是指受精卵在子宫体腔以外着床，习称宫外孕。异位妊娠依受精卵在子宫体腔外种植部位的不同而分为：输卵管妊娠、卵巢妊娠、腹腔妊娠、阔韧带妊娠、宫颈妊娠及子宫残角妊娠等。输卵管妊娠占95%左右，其中壶腹部妊娠最多见，约占78%，其次为峡部、伞部、间质部妊娠较少见。

异位妊娠是常见的妇科急腹症之一，妇女初潮以后到绝经以前，任何时期都有患异位妊娠的可能性，其病因与输卵管炎症、输卵管手术、输卵管发育不良或功能异常、辅助生殖技术、避孕失败等因素有关。典型的症状为停经后腹痛与阴道出血，根据患者内出血的情况，患者可呈现贫血貌，腹部检查有下腹压痛、反跳痛，出血较多时，叩诊有移动性浊音。异位妊娠的治疗包括手术治疗、化疗药物治疗及期待疗法，采取哪一种方法主要取决于异位妊娠的类型及发病程度。

通过对异位妊娠患者的护理，对该种疾病的鉴别诊断、病情观察及抢救配合、病情转归都有了一个认识，特别是对异位妊娠破裂休克患者的配合抢救知识有进一步的提高。在临床中掌握重点、严密观察患者休克早期症状的出现，及时建立有效的静脉通道，补充血容量，预防和治疗休克，迅速给氧和做好术前准备。在观察和护理中，主动与患者及家属沟通，及时向患者和家属反馈病情，为患者进行心理疏导，建立良好的护患关系。加强术后治疗和护理、预防并发症、促进机体早日康复，对患者进行科学的出院指导和卫生保健知识教育，为再次妊娠做好生理和心理准备。

（四）前置胎盘分析

在正常情况下，胎盘附着于子宫的前、后壁或者侧壁。妊娠28周以后，若胎盘附着在子宫下段，甚至胎盘下缘达到或覆盖宫颈内口，其位置低于胎先露部，称为前置胎盘。前置胎盘是妊娠晚期的严重并发症，也是妊娠晚期阴道出血最常见的原因。其病因尚不明确，可能与子宫内膜病变或损伤、宫腔异常、胎盘异常或受精卵滋养层发育迟缓等因素有关。其典型症状是妊娠晚期或者临产时，发生无诱因、无痛性反复阴道出血。

前置胎盘分类：①完全性前置胎盘或称中央性前置胎盘，宫颈内口全部为胎盘组织所覆盖。②部分性前置胎盘，宫颈内口部分为胎盘组织所覆盖。③边缘性前置胎盘，胎盘边缘附着于子宫下段，不超越宫颈内口。胎盘下缘与宫颈内口的关系随子宫下段的逐渐伸展、宫颈管的逐渐消失、宫颈口逐渐扩张而改变。因此，前置胎盘的分类可随妊娠的继续、产程的进展而发生变化。临产前的完全性前置胎盘可因临产后宫颈口扩张而变为部分性前置胎盘。故诊断时期不同，分类也不同，目前均以处理前最后一次检查来确定其分类。

造成妊娠晚期出血的疾病较多，但主要应与胎盘早剥进行鉴别。轻型胎盘早剥也是无痛性阴道出血，查体时与前置胎盘较难区别。但只要行 B 超检查，便可明确。当然，重型胎盘早剥，依据其典型的临床表现不难与前置胎盘相区别。另外还应与某些孕妇患有的帆状胎盘血管前置破裂、胎盘边缘血管窦破裂及孕妇宫颈严重炎症，如糜烂、息肉，甚至宫颈的恶性肿瘤进行区别。这些情况可以经过阴道检查、B 超检查及分娩后的胎盘检查来确定诊断。在诊断不明确，需要进行鉴别时，考虑问题要全面，切忌片面、盲目下诊断，防止误诊、误治，进而导致严重后果。

由于前置胎盘患者出现无痛性阴道出血，有的患者还曾反复多次阴道出血，患者精神上不同程度地普遍出现了紧张、恐惧心理，患者表现为食欲减退、失眠、多疑、焦虑或沉默不语；还有的患者甚至因惧怕对胎儿不好，而拒绝治疗。针对这些情况，护士需要耐心与患者进行交流沟通，给患者讲解有关病情知识，要随时了解患者的心理状态，给予患者安慰和心理疏导，与孕妇一起听胎心音，指导其数胎动等措施均有助于减轻焦虑，稳定孕妇情绪，以取得患者的信任。护士应加强孕妇的管理和宣教，根据孕妇的具体情况向其解释有关疾病的知识。护理人员尽量用语言、非语言的沟通技巧与孕妇及其家属建立良好的关系，解释在期待疗法期间要卧床，活动受限，各项检查、观察和监测的目的和结果，使他们了解母婴目前的状况，增加其信心和安全感。允许家属陪伴，消除孕妇的孤独感，并适当运用沟通的技巧，为其提供心理支持。

三、妊娠合并疾病护理的教学查房

(一) 妊娠合并心脏病护理查房

妊娠合并心脏病是严重的妊娠合并症，各国报道其发生率为 1%—4%，我国 1992 年报道为 1.06%，在孕产妇死因中位居第二位，为非直接产科死因的第一位。随着心血管病诊疗技术的发展，先天性心脏病女性生存至生育年龄且妊娠者逐渐增多。在妊娠合并心脏病的患者中，先天性心脏病已占 35%—50%，位居第一。随着广谱抗生素的应用，以往发病率较高的风湿性心脏病发病率有逐年下降的趋势。此外，随着诊断水平的提高，妊高征性心脏病、围生期心肌病、病毒性心肌炎、各种心律失常、贫血性心脏病等在妊娠合并症中也占有一定的比例。不同类型心脏病的发病率随不同国家及地区的经济发展水平差异较大。心脏病患者在妊娠期、分娩期及产褥期均会因心脏负担加重而发生心力衰竭。只有加强孕期保健，才能降低孕产妇死亡率。

通过观察患者的体征，结合患者的主诉，评估孕妇的心脏功能。避免诱发加重心脏负担的因素，积极治疗并预防充血性心力衰竭的发生。妊娠期随着孕周增加，子宫不断增大，心脏负担加重，此时应注意观察心力衰竭的早期症状：表现为稍微活动后，即出现胸闷、心悸、气短或咳嗽频繁，不能平卧或需端坐呼吸；呼吸次数每分钟大于 25 次；心悸或心率每分钟大于 100 次；经常性咳嗽；进行性的全身水肿。休息不好，食欲不佳。分娩期由于子宫的收缩，胎儿胎盘的娩出，心脏负担更加加重，此时患者需半卧位或端坐呼吸，咳嗽或痰中带血、脉速、肺底部持续性的啰音均提示心力衰竭。产褥期产后 3 日内仍是心脏负担较重的时期，除子宫收缩使一部分血液进入体循环外，妊娠期组织间潜留的液体也开始回到体循环，产后、子宫的复旧仍会继续加重心脏的负担，应注重认真评估产后出血的情况、生命体征及产妇的神态。人员要进行常规性评估及心功能评估，包括生命体征、恶露量、子宫收缩情况、切口疼痛、休息、排尿等。

(二) 妊娠合并急性病毒性肝炎

病毒性肝炎是妊娠期妇女肝病和黄疸最常见的原因。国内外报道其发病率为 0.8%—17.8%，约为非孕妇女的 6 倍，而急性重型肝炎是非孕妇的 66 倍。分为甲型、乙型、丙型、丁型、戊型、庚型及输血传播型肝炎七个类型，其中以乙型肝炎最常见。目前尚无特效抗病毒药。病毒性肝炎是对我国人民身体危害最严重的传染病之一，病毒性肝炎在孕妇中较少见，是肝病和黄疸的最常见原因。妊娠期某些生理变化可使肝脏负担加重或使原有肝脏疾病的病情复杂化，进而发展为重症肝炎。重症肝炎是我国孕、产妇死亡的主要原因之一。本病一旦确诊，应根据不同妊娠月份进行处理。妊娠 12 周以前，待病情好转后，宜行人工流产。中、晚期妊娠合并急性肝炎，不宜立即终止妊娠，需积极护肝治疗，但在各种治疗无效，病情继续进展时，也可考虑终止妊娠。乙型肝炎和丙型肝炎易导致母婴垂直传播而使胎儿感染，对婴儿预后有终身不良影响；如何采取措施，减少或阻断母婴传播至关重要。目前实行甲型及乙型肝炎疫苗注射，在预防肝炎、保护母婴健康方面起着重要作用。运用护理程序对妊娠合并急性病毒性肝炎患者实施整体护理，加强妊娠合并急性病毒性肝炎患者和高危人群的健康教育，预防流产、早产、死胎、新生儿死亡率增高的发生，是妇产科护理工作者面临的一项重要任务。

(三) 妊娠合并慢性肾炎

慢性肾炎是由多种原发性肾小球疾病所导致的以蛋白尿、血尿、水肿、高血压为临床表现的慢性疾病。根据病情，慢性肾炎分为三型：Ⅰ型以蛋白尿、水肿为主，无高血压，肾功能正常；Ⅱ型有蛋白尿和高血压，肾功能易受损；Ⅲ型有蛋白尿和明显肾功能损害或氮质血症。妊娠使大多数肾小球病变加重，可发生肾衰竭，轻者对母婴影响小，重者则妊高征发生率高，可有胎儿宫内生长迟缓、流产、死胎、死产的发生。运用护理程序对妊娠合并肾炎的患者实施整体护理，加强妊娠合并肾炎患者和高危人群的健康教育，预防流产、早产、死胎的发生，是妇产科护理工作中面临的一项重要任务。

患有慢性肾炎的女性妊娠后会使肾功能受到影响，甚至导致肾功能恶化，这主要是因为妊娠后肾血流量、滤过率增加，加重了肾的工作负担。而且妊娠后，孕妇和胎儿的代谢产物排泄增加，血液处于高凝状态，容易发生纤维蛋白沉积和新月体损害肾，而且妊娠期间的某些并发症如高血压等也会加重肾病变。如果妊娠前已有严重的慢性肾炎，妊娠后往往病情会恶化。

目前对慢性肾炎没有特效治疗药物，整个妊娠期间都应密切监护孕妇和胎儿，根据孕妇、胎儿的状况决定是否可以继续妊娠，并根据孕妇的血压、尿蛋白、肾功能情况、孕周、胎盘功能及胎儿状况，综合决定分娩时机及分娩方式。

关于心理护理：心理护理是疾病康复的基础和保证，患者由于妊娠和疾病，造成身体上的严重症状，感到惧怕、悲观，应该及时疏导，告知患者疾病与妊娠的关系，使其对治疗有信心，并积极鼓励患者家属给予患者心理支持和疏导，取得患者的合作，以防精神紧张、惧怕、疲惫及不良刺激，这些不利因素易导致大脑皮质功能失调，使体内加压素、儿茶酚胺分泌增多，使血压继续增高而加重病情。了解患者和家属对疾病的熟悉情况，解除患者的思想顾虑，增强治疗信心；尤其是合并慢性肾功能不全患者，长期住院及治疗带来的沉重心理和经济负担，对胎儿健康状况的担忧等，应及时减轻其思想负担，告知家属给予理解和支持，使其保持愉快的心情。

（四）妊娠合并糖尿病

妊娠期糖尿病是由于多种原因引起以慢性高血糖为特征的代谢紊乱，是妊娠期很常见的一种疾病。妊娠糖尿病包括两种情况，即妊娠前已有糖尿病和妊娠后才发生或首次发现的糖尿病。后者又称妊娠期糖尿病（GDM）。糖尿病孕妇中80%以上为妊娠期糖尿病，糖尿病合并妊娠者不足20%。各国报道妊娠期糖尿病发生率为1%—14%。妊娠期糖尿病患者多数于产后糖代谢异常能恢复正常，但将来患糖尿病的概率增加。妊娠期糖代谢特点是空腹低血糖倾向、餐后高血糖倾向、餐后尿糖、酮症或酸中毒倾向等。主要原因：①胎儿从母体摄取葡萄糖增加；②孕期肾糖阈降低，孕妇葡萄糖排量增大；③雌、孕激素增加母体对葡萄糖的利用。妊娠期糖尿病对胎儿的影响可导致流产、早产、胎儿畸形、新生儿死亡、羊水过多、巨大胎儿等。对母体也可导致糖尿病肾病、视网膜病变、妊娠高血压综合征、酮症酸中毒、感染、手术产和产伤等。糖尿病孕妇的临床经过复杂，对母婴均有较大危害，必须引起重视。

关于心理：护理妊娠合并糖尿病对母体和胎儿影响很大，随着对糖尿病知识的普及，认知的增加，孕妇筛查出并诊断糖尿病后，一般心理负担比较重，担心胎儿是否畸形，产后自身血糖能否恢复正常等，加之妊娠自身的不适，患者会出现焦虑、心情紧张。为此，护士要根据患者不同的心理给予正确指导，通过健康教育，讲解控制血糖和检测血糖的重要意义。给患者安慰和信心，保证良好心态，保持情绪稳定，使机体内环境保持稳定状态。

（五）妊娠合并肺结核

妊娠合并肺结核属高危妊娠范畴，是临床值得注意的问题。由于妊娠结核病近1/3—1/2的患者无明显症状，或与妊娠期某些生理反应相似，易误诊或误治。

结核病对于孕妇的影响很大，会导致妊娠并发症，如中毒症、阴道出血、难产发生率明显增加。妊娠患肺结核激烈咳嗽，慢性缺氧，则死胎或早产的发生率增加。可导致流产、早产。同时第二产程时的大咯血或呼吸衰竭可致母婴双亡。同时活动性肺结核患者，尤其是病灶较广泛的中、重度患者，妊娠与分娩均会促使结核病情恶化，特别是重度而又未经抗结核治疗且又无产前检查的孕妇，妊娠和分娩将使病情加剧甚至死亡。活动性肺结核，如血行播散性肺结核、慢性纤维空洞型肺结核患者一旦怀孕，则有使病情进一步恶化的可能。

结核病对胎儿影响稍微复杂，结核菌可能在怀孕期间经由淋巴或血行散布，母亲患病生产过程也可感染胎儿。先天的和新生儿的肺结核容易被遗漏。造成延迟治疗，病死率高。婴儿除在子宫内有机会受到感染外，出生后还有更多机会经由呼吸道受结核母体传染。特别是母亲有活动结核的，新生儿更易感染。

怀孕时很少发生肺结核。新生儿肺结核或先天性结核病的发生也很少。危险因素：贫穷的生活环境、拥挤的房屋、营养不良和缺乏适当的产前照顾等。

（六）妊娠合并尖锐湿疣

尖锐湿疣是由人乳头状瘤病毒（HPV）感染引起的鳞状上皮疣状增生病变的性传播疾病。近年来发病率明显升高，仅次于淋病居第二位，常与多种性传播疾病同时存在。早年性交、多个性伴侣、免疫力低下、高性激素水平、吸烟等是发病高危因素。孕妇机体免疫功能受抑制，性激素水平高，阴道分泌物增多，外阴湿热，易患尖锐湿疣。尖锐湿疣往往与多种性传播疾病如淋病、滴虫、梅毒、白假丝酵母菌病、衣原体感染并存。主要传播途径是经性交直接传播，患者性伴侣中约有60%发生HPV感染。偶有可能通过污染的衣物、器械间接传播。妊娠期由于细胞免疫功能下降，留体激素水平增高，局部血液循环丰富，致使尖锐湿疣增长迅速，数目多，体积大，多区域，多形态，巨大尖锐湿疣可阻塞产道。此外，妊娠期尖锐湿疣组织脆弱，阴道分娩时容易导致大出血。孕妇患尖锐湿疣，有垂直传播的危险，胎儿宫内感染极罕见，有报道个别胎儿出现畸形或死胎。其传播途径是经宫内感染、产道感染，还是出生后感染尚无定论，一般认为是通过软产道感染。在幼儿期有发生喉乳头瘤的可能。

医护人员以耐心、热情、诚恳的态度对待患者，向患者及家属介绍负责医生、护士，介绍病房环境、设施及有关规章制度。介绍有关妊娠合并尖锐湿疣的基本知识、治疗方法和治疗效果，说明手术的安全性，解释术前各项准备的目的和意义，使患者能了解疾病的传播途径及转归，积极配合手术及治疗。主动了解和观察患者的各种需求，引导患者说出焦虑的心理感受，及时给予满足，对其提出的疑问，及时给予解答。指导患者掌握自我心理调整的方法，与家属多沟通。注意保护患者的隐私。

孕妇患尖锐湿疣，有垂直传播的危险。妊娠合并尖锐湿疣分娩的选择局限于外阴者，行冷冻或手术切除后，届时可行阴道分娩，病灶广泛，存在于外阴、阴道、宫颈，应行剖宫产结束分娩。因本病属于性传播疾病，同时对胎儿有潜在垂直传播的危险，且治愈后易复发，故患者易产生自卑、焦虑、悲观等情绪，因此必须做好患者及家属的心理护理，讲解尖锐湿疣的发病原因及孕期高发的因素，解释治疗效果及预防常识，消除焦虑心理及对预后的恐惧，指导其正确对待疾病及积极配合治疗。

四、正常分娩的护理教学查房

(一) 正常分娩临床表现

正常分娩产程：分期分娩全过程是从开始出现规律宫缩至胎儿胎盘娩出为止，简称总产程。通常分为三个产程：第一产程是从开始出现规律宫缩到宫口开全，初产妇需 11—12 h，经产妇的宫颈较松，宫口扩张较快，需 5—6 h，又称宫颈扩张期或开口期。第二产程是从宫口开全到胎儿娩出，初产妇需 1—2 h，经产妇一般数分钟即可完成，但不超过 1 h，又称胎儿娩出期。第三产程指从胎儿娩出到胎盘娩出，需 5—15 min，不超过 30 min，又称胎盘娩出期。另外新加入的为第四产程是指胎盘娩出后 2—4 h 的这段时间，加强对产后的观察，减少孕产妇死亡率。

正常分娩产程各期临床表现：

(1) 第一产程，是分娩过程中最长的一个时期，在这一阶段中，产妇出现较有规律的宫缩，并且逐渐加强、加频，一般由开始时间歇 5—6 min，持续 30 s，逐渐间歇时间缩短到 2—3 min，持续时间延长到 50—60 s，患者腹痛时伴随出现腰痛。宫颈变薄变软和宫颈扩张是第一产程的主要特点，随着子宫收缩及先露的下降压迫，宫颈管渐消失，宫口渐扩张，宫口开大到 10 cm 时，称宫口开全。此时，颈口边缘消失，子宫下段及阴道连通成宽阔的筒腔。与此同时，胎儿也在母体当中进行着一系列的运动，逐渐下移，进入骨产道，为适应母体骨盆腔的大小进行俯屈和旋转，一般在宫口开大 4—5 cm 时，胎头应达坐骨棘水平。随着产程的进展，宫缩不断加强，宫口逐渐开大，前羊水囊内的压力增加，当达到一定程度时，胎膜即可破裂，称之为破膜（或破水）。

（2）第二产程，子宫收缩更强，间歇更短，为 1—2 min，收缩期则延长至 1 min 以上。此时胎膜多已自然破裂。若胎膜仍未破，应行人工破膜。随着胎头逐渐下降，产妇开始出现排便感，并不自主地产生向下用力屏气的动作。随着子宫收缩和母体用力向下，胎头由子宫口下降至阴道内，不久经过阴道露出外阴，不过阵痛间歇时，又可缩回去，称为拨露，再经过一阵收缩用力，胎头不再回缩，此称为胎头"着冠"，此时，胎头的双顶径已达阴道口，会阴极度扩张变薄，当胎儿枕骨到达耻骨弓下方后，宫缩时，胎头仰伸而娩出，随后胎头复位和外旋转，前肩和后肩以及胎体相继娩出，后羊水随之涌出。

（3）第三产程，胎儿娩出后，子宫迅速收缩，宫底在脐下 1—2 cm，此后宫缩暂停数分钟，随后子宫再次收缩成球形，宫底上升，阴道流出或涌出血液，此时可见脐带向外延伸，表示胎盘已与子宫分离，胎盘剥离后，子宫收缩使得胎盘被推离子宫上段，进入松弛的子宫下段或阴道上部，并在医务人员的帮助下排出体外。

（4）第四产程，母体变化主要是生殖器官和血管系统的变化。胎儿娩出后，子宫体积明显缩小，胎盘剥离面积也明显缩小，胎盘剥离面的血管迅速闭合。子宫下段收缩变柔软，宫口松弛，充血，易裂伤或血肿形成。由于胎盘娩出，胎盘血流停止，大量的血液进入母体循环，另外，腹压突然降低，使大量的血液瘀积在腹腔内，以上各种原因都可加重心脏负担，易引起心力衰竭。此阶段对产妇进行观察和处理对预防产后并发症的发生具有重要意义。

（二）产褥期母体变化以及产后康复

从胎盘娩出至产妇全身各器官除乳腺外恢复至正常未孕状态所需的一

段时期称为产褥期，通常规定为 6 周。在产褥期，产妇的全身各系统尤其是生理系统发生了较大的生理变化，同时，伴随着新生儿的出生，产妇及其家庭经历着心理和社会的适应过程。这一时期是产妇身体和心理恢复的一个关键时期，了解这些变化及适应过程对做好产褥期的保健、保证母婴健康具有重要的意义。

产褥期护理包括一般护理、子宫复旧及恶露的护理、会阴部护理、乳房护理、计划生育指导和产后检查等。提倡母婴同室，纯母乳喂养。

1. 产褥期母体的生理变化

（1）女性生殖系统的变化：①子宫复旧：胎盘娩出后的子宫逐渐恢复至未孕状态的过程，称为子宫复旧。子宫复旧时，子宫体肌细胞数目不变，而是肌细胞体积缩小。整个子宫的新生内膜缓慢修复，约于产后第 3 周，除胎盘附着处外，子宫腔表面均由新生的内膜修复。胎盘附着处全部修复需至产后 6 周。胎盘娩出后，胎盘附着面立即缩小至手掌大，面积仅为原来的一半，导致开放的螺旋动脉和静脉窦压缩变窄，数小时后，血管内即可有血栓形成，从而使出血减少直至停止。非胎盘部位妊娠期增加的大血管发生玻璃样变，逐渐吸收。子宫颈于产后 2—3 天，子宫口仍可通过两指。于产后 1 周，子宫颈外形及子宫颈内口恢复至未孕状态，产后 4 周时，子宫颈完全恢复至正常形态。②阴道及外阴：约在产后 3 周重新出现黏膜皱襞，但阴道于产褥期结束时尚不能完全恢复至未孕时的状态。分娩后的外阴轻度水肿，于产后 2—3 天自行消退。会阴部若有轻度撕裂，或会阴切口缝合后，均能在 3—5 天愈合。处女膜在分娩时撕裂形成残缺不全的痕迹，称为处女膜痕。③盆底组织：若能于产褥期坚持做产后健身操，盆底肌有可能恢复至接近未孕状态。

（2）乳房的变化。乳房的主要变化是泌乳。随着胎盘剥离排出，产妇血液中的雌激素、孕激素、胎盘生乳素水平急剧下降。产后呈低雌激素、高泌乳激素水平，乳汁开始分泌，吸吮是保持乳腺不断泌乳的关键。不断排空乳房也是维持乳汁分泌的一个重要条件。①初乳：是指产后 5 天内分泌的乳汁，其中含蛋白质较成熟乳多。脂肪和乳糖含量较成熟乳少，极易消化，是新生儿早期理想的天然食物。②过渡乳：产后 5—14 天所分泌的乳汁为过渡乳，含蛋白质量逐渐减少，脂肪和乳糖含量逐渐增加。③成熟乳：产后 14

天以后所分泌的乳汁为成熟乳，呈白色。初乳及成熟乳中，均含有大量免疫抗体。多数药物可经母血渗入乳汁中，故哺乳期用药应慎重。

（3）其他系统的变化：①血液及循环系统的变化：血容量于产后2—3周恢复至未孕状态。产妇早期血液仍处于高凝状态，有利于胎盘剥离，创面能迅速形成血栓，减少产后出血量。纤维蛋白原、凝血活酶、凝血酶原于产后2—4周降至正常，红细胞计数及血红蛋白值逐渐增多，白细胞总数于产褥早期仍较高，中性粒细胞增多，淋巴细胞数减少，血小板数增多，红细胞沉降率于产后3—4周降至正常。②消化系统的变化：产后胃肠肌张力及蠕动力减弱，约需两周恢复。产褥期容易发生便秘。③泌尿系统的变化：妊娠期体内潴留的多量水分主要经肾排出，故产后最初1周的尿量增多。妊娠期发生的肾盂及输尿管扩张，需2—8周恢复正常。在分娩过程中，膀胱受压致使黏膜水肿、充血、肌张力降低，对膀胱内压的敏感性下降，以及会阴伤口疼痛、不习惯卧床排尿等原因，容易发生尿潴留。④内分泌系统的变化：哺乳产妇垂体催乳激素于产后数日下降，吸吮乳汁时此值增高；不哺乳产妇于产后两周降至非孕水平。不哺乳产妇通常在产后6—10周月经复潮，平均在产后10周左右恢复排卵。哺乳产妇的月经复潮延迟，有的在哺乳期月经一直不来潮，平均在产后4—6个月恢复排卵。

2. 产褥期的心理调适

产褥期心理调适：产褥期须从妊娠期及分娩期的不适、疼痛、焦虑中恢复，需要接纳家庭新成员和组成新家庭，这一过程称为心理调适过程。怀孕、分娩和初为人母是女人一生中最为重大的改变和危机时期。所以，这段时期亦被称为第四妊娠期。

心理调适主要表现在两个方面：确立家长与孩子的关系及承担母亲角色的责任。确立家长与孩子的关系是指母亲接纳新生儿，视其为家庭中的一员，认识及重视其作为家庭中的一员的特殊需要。在这同时，接纳一个新的家庭，调节好从夫妇两人的生活方式到与孩子三个人的生活方式。

产褥期的心理调适一般需要经历三个周期：①依赖期，产后1—3天，产妇由于分娩时巨大的体力消耗，产后疲劳体质虚弱，所以在这一时期，产妇的很多需要是通过别人来满足的，如对孩子的关心、喂奶、沐浴等。②依赖—独立期：产后3—14天，这一时期，产妇表现出较为独立的行为，改变依赖期中接受特别的照顾和关心的状态，学习和练习护理自己的孩子，这一时期，产妇容易产生心理异常。③独立期，产后两周至一个月，新家庭形成并运作，开始恢复分娩前的家庭生活。

产后心理障碍：产褥期是产妇的心理转换时期，容易受体内外环境不良刺激而导致心理障碍。产后心理异常包括产后忧郁、产后抑郁症和产后精神病三种类型。①产后忧郁：产后忧郁指产妇从分娩到产褥第 10 天之间出现的轻微的、暂时的、一过性哭泣等忧郁、郁闷状态。主要特点是情绪多变，一般持续不到 24h，便可自然恢复如常。②产后抑郁症：产后抑郁症多在产后 6 周内发病，亦有 8%—15% 的患者在产后 2—3 个月发病，其表现多种多样，轻、中度表现产后情绪低落，忧郁、哭泣、失落、饮食欠佳、易怒，有的则表现为内疚或厌恶婴儿的心理，重度则表现为癔症性的抽搐，有的甚至产生自杀企图。产妇的忧郁和抑郁情绪严重影响着她本人与社会。③产后精神病：产后精神病是一种严重的精神错乱状态，发生率占分娩妇女的 1%—2%，多发生在产后数天至 4—6 周，可包括不能休息、烦躁、失眠、幻想、幻觉、思维障碍、错乱行为和退缩行为等。

目前对产后发生心理障碍的真正原因还不清楚，认为可能的有关因素：①生物学因素：产后 24h 体内激素水平急剧变化，目前对雌激素和孕激素研究较多，认为雌孕激素水平的降低严重影响了产妇的情绪，这与雌孕激素具有稳定精神神经的作用有关。②社会心理因素：产妇对婴儿的期待，对即将承担母亲角色尚不适应，对照料婴儿的一切事物都需从头学起，这些都会对产妇造成心理压力，导致情绪紊乱；存在重男轻女思想的产妇，生了女婴后感到失望，担心受到婆婆和丈夫的歧视，有的产妇分娩的婴儿有生理缺陷或意外死亡心情沮丧，觉得对不起家人，有强烈的自卑感。③个体心理因素，家族遗传使得产妇对某些心理障碍疾病具有易感性，以自我为中心或成熟度不高，敏感、好强、认真和固执的性格特征会加重产后心理的不稳定状况。

（三）妊娠期间健康教育

妊娠是胚胎和胎儿在母体内发育成熟的过程，卵子受精是妊娠的开始，胎儿及其附属物自母体排出是妊娠的终止，共约 40 周。全过程可分为三个时期：妊娠 12 周末以前称为早期妊娠；妊娠 13—27 周末称为中期妊娠；妊娠第 28 周以后称为晚期妊娠。在不同时期，孕妇和胎儿均有不同的生理、心理变化。

1. 妊娠期保健

（1）孕前期营养准备：①实现标准体重：育龄妇女若体重过低，说明营养状况欠佳，易生低体重儿；过于肥胖则易发生某些妊娠并发症，如高血压、糖尿病等，且会导致超常体重儿的出生，故准备孕娠的妇女尽量实现标准体重。标准体重的计算方法可用身高（cm）减 110，所得差（kg）即为标准体重。据统计资料，怀孕后期的妇女体重都会比孕前增加 1/5 左右，如果孕前体重低于标准值，特别是悬殊过大者，则应当增加饮食量，使自己的体重达到标准值。②纠正营养失衡：从优生角度考虑，孕娠妇女机体营养失衡会带来胎儿发育所需的某些营养素短缺或是过多，于优生不利。故妇女在孕娠前应当对自己的营养状况做全面了解，必要时也可请医生帮助诊断，以有目的地调整饮食，积极储存平时体内含量偏低的营养素，如机体缺铁，可进食牛肉、动物肝、绿色蔬菜、葡萄干等；缺钙，可进食虾皮、乳制品和豆制品等。

（2）孕期营养准备。胎儿期的营养来源主要为其母亲，营养物质是通过胎盘输送给胎儿，以供其汲取、转化和利用，促使胎儿得以生长发育，母亲营养的好坏不仅会影响母体的健康，也会直接影响胎儿的生长和脑细胞的发育。科学研究证明，如果供给孕妇的营养物质不足或孕妇患有营养不良，胎儿就要吸收母体内的营养储备，结果会使孕妇发生营养缺乏病（如妊娠贫血）、早产、难产、死胎、胎儿畸形等，还会使胎儿发育不良，婴儿出生后体重偏低，容易患病，严重的还会影响婴儿的智力发育。因此，母亲营养状况的好坏直接影响着胎儿的生长发育。为保证胎儿正常的生长发育，母亲在妊娠期应加强营养，既满足自身需要又充分供给胎儿，并注意营养的全面和均衡，方可安保母子健康。

2. 妊娠早期不适及应对措施的健康指导

（1）恶心、呕吐。部分孕妇在妊娠早期有不同程度的恶心、呕吐现象，多以晨起时明显，亦有全天频发者，发生原因尚不明了，较多的说法认为是与妊娠期体内绒毛膜促性腺激素增加有关，另有人认为是妊娠期糖代谢改变，使血糖降低所致；还有人认为与心理因素有关。轻者在 3 个月后可自行缓解，如呕吐症状严重，应在医生的指导下纠正脱水及补充必需的营养，如孕妇多感恶心。偶发呕吐，孕妇可采取少量多餐，多食蔬菜、水果，避免空腹，避免油炸甜腻食物，同时给予精神鼓励和安慰等心理支持，有助于缓解症状。

（2）尿频、尿急妊娠初期，子宫增大压迫膀胱引起尿频、尿急症状，加上骨盆腔血流供应增加，也刺激膀胱排空次数增多，在第二妊娠期，渐渐胀大的子宫突出骨盆腔以致使尿频症状改善。护理人员先向孕妇解释出现症状的原因，告知有尿意时应排空，不宜憋尿，使其理解此症状为妊娠的正常反应，可待其自然恢复。护士可建议孕妇减少睡前液体摄入量，以减少夜尿频繁现象，但并不是减少液体总入量来解除尿频，以免影响机体代谢，只是在白天增加水分摄入量。还可指导孕妇做提肛运动，训练盆底肌肉的收缩功能，从而增强排尿控制能力。对于增加腹压时尿液外溢的情况，妊娠结束后会自行消失。

（3）阴道分泌物。妊娠时阴道黏膜和子宫颈腺体受激素浓度变化的影响，使血流增加，黏膜变软，增生变厚，脱落细胞增多，阴道上皮糖原含量增加，子宫颈黏液分泌旺盛，分泌物增多，这些生理的变化造成阴道分泌物增多，通常这种分泌物的颜色应仍呈清澈、白色，含有黏液及脱落的阴道上皮细胞。阴道酸度降低，导致某些微生物易于滋生。对阴道分泌物过多的孕妇，应全面检查，排除滴虫、真菌及其他感染，并针对原因给予处理。

3. 妊娠中、晚期自我监护的健康指导

妊娠期各种并发症较多地发生在妊娠中、晚期，此时胎儿的器官逐渐发育，因此，还需注意监测胎儿的发育情况及有无并发症的发生，而妊娠期孕妇的自我监护往往是早期发现妊娠期合并症的重要手段之一。妊娠中、晚期的自我监护内容主要包括胎儿和母体两方面，其中母体的自我监护主要是早期发现多种合并症的征兆；胎儿方面的自我监护主要是胎动的自我监护。

4. 临产前准备的健康指导

（1）向孕妇介绍有关分娩知识，并指导孕妇正确对待分娩过程，对待生产过程中易产生焦虑、恐惧、抑郁等情绪反应进行有效的宣教、指导及情感支持，消除其陌生感及紧张情绪，从而加强分娩信心，保持良好的情绪，才可提高对疼痛的耐受性。

（2）进行母乳喂养宣教，母乳喂养是最科学、最简单的喂养方法。为保证优育婴儿使每个孕妇都能掌握母乳喂养的好处、开奶的最佳时间、母乳喂养技巧以及母婴分离时如何保持泌乳等，使每个孕妇进行有效的母乳喂养。

（3）教会孕妇有助于放松的方法：肌肉松弛训练法、深呼吸、按摩及改变体位等。

经过对孕妇在妊娠期全过程健康指导，使其能够掌握并运用到整个妊娠期，以确保孕妇和胎儿的健康，不仅能保证孕妇自身的身体和心理健康，而且能孕育出健康的下一代。

五、分娩及产褥期并发症护理的教学查房

（一）产后出血

产后出血是指胎儿娩出后 24 h 内阴道出血量超过 500 ml，是分娩期严重的并发症，占我国产妇死亡原因的首位，其发生率占分娩总数的 2%—3%，其中 80% 以上发生在产后 2 h 内。有少部分发生晚期产后出血，即发生在胎儿娩出 24 h 后至 6 周之内的任何时间。产后出血的患者常因短时间内大量出血而发生失血性休克，严重者会危及产妇生命。引起产后出血的主要原因为宫缩乏力、软产道裂伤、胎盘因素及凝血功能障碍。其治疗原则是针对出血原因，迅速止血；补充血容量，纠正失血性休克；防止感染。由于临床中测量和收集分娩时失血存在一定的困难和误差，实际产后出血发病率比估计的要高，因此应特别重视产后出血的防治与护理工作，以降低产后出血的发生率及孕产妇的死亡率。

（二）羊水栓塞

羊水栓塞是指在分娩过程中羊水进入母体血液循环引起急性肺栓塞、过敏性休克、弥散性血管内凝血、肾衰竭的严重分娩并发症。1926 年的首例报道其起病及发展均十分迅速，死亡率很高，国内外的各种报道均在 70%—85%。羊水栓塞主要是过敏反应，建议命名为"妊娠过敏反应综合征"。临床表现主要是迅速出现、发展极快的心、肺功能衰竭及肺水肿，继之以因凝血功能障碍而发生大出血及急性肾衰竭。治疗原则：给氧、抗休克、解除肺动脉高压、抗过敏、纠正中毒、抗心力衰竭、防治 DIC 及产科处理。

羊水栓塞是羊水及其内容物进入孕、产妇循环所致，其起病及发展均十分迅速，死亡率很高。大多发病突然，开始出现烦躁不安、寒战、恶心、呕吐、气急等先兆症状，继而出现呛咳、呼吸困难、发绀，迅速出现循环衰竭，进入休克或昏迷状态，严重者发病急骤，可于数分钟内迅速死亡。不在短时间内死亡者，可出现出血不止，血不凝，身体其他部位如皮肤、黏膜、胃肠道或肾脏出血。继而出现少尿、无尿等肾衰竭的表现。临床经过可以分为急性休克期、出血期、急性肾衰竭期三个阶段。其体征常有心率增快，肺部听诊湿啰音，全身皮肤黏膜有出血点及瘀斑；阴道出血不止；切口渗血不凝。

一旦出现羊水栓塞的临床表现，应立刻抢救、抗过敏、纠正呼吸循环衰竭和改善低氧血症、抗休克、防止 DIC 和肾衰竭发生。纠正缺氧。保持呼吸道通畅，立即行面罩给氧或气管插管正压给氧，必要时行气管切开；保证供氧以改善毛细血管缺氧状态，预防及减轻肺水肿；改善心、肾、脑等重要脏器的缺氧状况。在改善缺氧的同时，根据医嘱运用地塞米松或氢化可的松。解除肺动脉高压，改善缺氧，防止心脏、呼吸及全身周围循环衰竭。防治 DIC，补充凝血因子。根据不同时期出现的羊水栓塞而采取不同的处理方法。产前或第一产程发生羊水栓塞，急性心肺功能衰竭处理初步缓解后，考虑以剖宫产终止妊娠。凡经阴道分娩而出血疑为延迟性羊水栓塞者，以切除子宫为妥。

发现羊水栓塞临床表现的各种诱因，如是否有胎膜早破或者人工破膜；前置胎盘或者胎盘早剥；宫缩过强或强制性宫缩；中期妊娠引产或钳刮术，羊膜腔穿刺术等病史。

关于抢救工作：羊水栓塞的抢救工作十分重要。①患者一旦出现羊水栓塞的临床表现，应立即给予紧急处理，报告医生，积极抗休克、抗过敏治疗。②待产过程中严密观察产妇的各项生命体征、胎心率、宫缩情况，并做好记录。③配合医生，行气管插管，正压给氧，必要时行气管切开。④注意用药过程中的监护，做到及时正确给药。抢救工作要有条不紊，忙而不乱。产房护理人员平时应做到抢救有预案，治疗有方案，有备无患。

关于心理护理：羊水栓塞是产科一种少见而又危险的产科并发症，是造成孕产妇死亡的首要因素，病情发展迅速且严重，患者易产生焦虑恐惧等情绪，对后果的担心及害怕使患者恐惧与焦虑不安。因此，必须做好患者及家属的心理护理，说明保持良好的精神状态和情绪对治疗的重要性，解释治疗效果及预防常识，消除焦虑心理及对预后的恐惧感；给予及时的心理疏导、支持与鼓励，指导其正确面对现实，积极配合治疗与护理，帮助患者减轻或转移对自身的过分关注，阻断额外心理应激因素的影响，以减轻患者的恐惧感，使患者身心松弛，顺利度过急性期，减少并发症，缩短住院时间。

(三) 产褥感染

产褥感染是指分娩和产褥期生殖道受病原体感染，引起局部或全身的炎症变化。发病率为6%，产褥感染是常见的产褥期并发症。产褥感染多由需氧性链球菌、厌氧性链球菌、大肠埃希菌、葡萄球菌、厌氧类杆菌等病菌引起。

产褥感染的原因很多。正常女性阴道对外界致病因子侵入有一定的防御能力。一旦因分娩降低或破坏了女性生殖道的防御功能和自洁作用，如产妇体质虚弱、营养不良、孕期贫血、妊娠晚期性生活、胎膜早破、羊膜腔感染，以及在分娩期产科手术操作、产程延长、胎盘残留、产前产后出血过多等，这些均可成为产褥感染的诱因。发热、疼痛、异常恶露为产褥感染的三大主要症状。产妇发生产褥感染后，由于感染部位、程度、范围不同，表现出来的症状也不同。产褥感染开始时，常先在创伤部位发生炎症，如外阴或阴道侧切伤口感染，局部伤口红肿、发硬、伤口裂开，脓液流出。如果感染发生在子宫，即发生子宫内膜炎、子宫肌炎，表现为发热、恶露增多有臭味、下腹疼痛及压痛，白细胞增高。感染进一步发展，可以扩散到子宫旁，引起宫旁组织输卵管炎、急性盆腔结缔组织炎、腹膜炎等。表现为感染加重，子宫旁会有明显的压痛。再进一步发展可以感染到周围组织的器官或感染的细菌进入血液中，引起败血症，甚至发生中毒性休克。产褥感染、产后出血、妊娠合并心脏病、重度妊娠高血压综合征是导致孕产妇死亡的四大原因。

产褥感染是指分娩时或产褥期化脓性致病菌侵入产妇的生殖系统所产生的急性感染性疾病。它具有起病急、发病快、死亡率高的特点。发热、疼痛、异常恶露为产褥感染的三大主要症状。产褥感染也可由外来因素造成感染，如由被污染的衣服、用具、各种手术器械、敷料等物品接触后引起的感染。通常与无菌操作不严格有关。产后住院期间探视者，陪伴者的不洁护理和接触也是引起产褥感染的重要因素。产褥早期发热的最常见原因是脱水，但在2—3天低热后突然高热，应考虑感染的可能。由于感染部位、程度、扩散范围不同，其临床表现也不同。依感染发生部位分为会阴、阴道、宫颈、腹部伤口、子宫切口局部感染，急性子宫内膜炎，急性盆腔组织炎、腹膜炎、血栓静脉炎、脓毒血症及败血症等。

治疗原则为支持疗法。加强营养，纠正贫血，给予高热量、高营养、高维生素、高蛋白的饮食，增强全身抵抗力，纠正水、电解质失衡。应用抗生素未能确定病原体时，应根据临床表现及临床经验选用广谱高效抗生素，然后根据细菌培养和药敏试验结果调整抗生素种类和剂量，保持血药浓度。胎盘胎膜残留处理经有效抗感染的同时，清除宫腔内残留物。手术治疗子宫严重感染，经积极治疗无效，炎症继续扩散，出现不能控制的出血、败血症或脓毒血症时，应积极行子宫切除术，清除感染源，抢救患者生命。

预防工作为加强孕期保健及宣教工作。临产前两个月避免性生活及盆浴，积极治疗外阴炎、阴道炎及宫颈炎。保持环境清洁，空气新鲜，光照充足，通风良好。待产及分娩时，助产士必须严格无菌操作，避免无谓的阴道检查及手术操作，严防产程过长及产后出血，及时发现和处理产道损伤，必要时给予广谱抗生素预防感染。产后密切观察产妇的生命体征，做好腹部伤口或会阴伤口护理。产科病房要保证每位产妇有专用的便盆及会阴清洁用品。指导产妇由前向后清洗外阴，并且及时彻底清洗双手。

（四）产褥期抑郁症

产妇在产褥期出现抑郁症状，称为产褥期抑郁症，是产褥期精神综合征最常见的一种类型。国外报道其发病率为30%。多在产后两周内出现。主要表现：①情绪方面，心情压抑、沮丧、情绪淡漠甚至焦虑、恐惧、易怒、伤心、流泪。②自我评价降低，自暴自弃、自罪感，对身边的人充满敌意，与家人、丈夫关系不协调。③创造性思维受损，主动性降低。④对生活缺乏信心，觉得生活无意义，出现厌食、睡眠障碍，易疲劳。严重者甚至绝望，出现自杀倾向。产后抑郁症至今无统一的诊断标准，诱发因素很多，且危害巨大，治疗包括心理治疗和药物治疗。主要是心理治疗，因此对产后抑郁要给予充分重视和积极干预。

产后抑郁症不仅对产妇有不良影响，严重危害产妇的身心健康，而且会导致婴儿的认知能力、情感、性格、行为障碍以及家庭关系的不和谐。产后抑郁症预后好，70% 在 1 年内治愈，再次妊娠 20% 复发，子代的认知能力受影响。产褥期抑郁症的发生受社会因素、心理因素及妊娠因素的影响，故应加强对孕、产妇的精神关怀，运用医学心理学、社会学知识对产妇在分娩过程中多加关心和爱护，对预防产褥期抑郁症有价值。

第二节　妇产科教学查房改革与实践探索

妇产科学是临床医学的重要学科，其教学分为理论学习及临床实践两个阶段。教学查房是临床教学中的重要环节，是促使学生理论联系实际，逐步培养医学生临床思维能力和实践能力的重要过程。

一、增加接触临床病例，培养临床思维能力

临床思维能力的培养来自临床病例的经验积累，见多才能识广。临床实习是医学生由学生迈向临床医生的第一步，大多数医学生依旧停留在课堂上"教师教，学生被动学"的理论学习阶段，没有意识到进入临床实习以后学习方式的转变，加上实习时间短，每个专科约 3 周，几乎每次刚熟悉科室的工作流程，就面临结束，根本没来得及掌握专科知识，所以此时，教学查房就显得尤为重要，这是临床教师带领医学生逐渐养成自主学习习惯的重要途径，在此阶段，教师的作用最主要的就是引导，而不是再次进行理论教学。因为国内医学教育模式，在约 3 周的临床实习阶段遇见所有的病例类型几乎不可能，所以，教师更应该带领学生尽可能接触更多的病例，通过查阅本科室的既往病例进行学习。

教学查房可以从病例入手，既可以深入探讨一个病例的临床特点、诊疗措施及进展，又可以从症状入手，对多个有类似症状的病例进行鉴别诊断，横向比较学习。在规范化教学查房中，以学生为中心，教师为指导，通过临床问题和案例激发医学生的学习动力和兴趣，引导医学生发现问题和解决问

题，能够有效提高医学生的临床思维能力、沟通表达能力以及自我学习能力等。如异常阴道流血为妇科常见症状，可以由此入手将病房中有异常阴道流血症状，但不同疾病的病例列出来比较学习，引导学生进行进一步的病史询问、体格检查及实验室检查，在比较及鉴别诊断中学习到同一症状可能诊断不一样，同一诊断可能治疗原则不一样，从而逐渐养成良好的临床思维习惯。

二、进行病史采集与病历书写能力的培养

病史采集与病历书写是临床医生必须具备的基本技能，这又恰恰是阻碍医学生进入临床学习的第一道障碍，大多数医学生在面对患者的时候竟不知道如何开口询问病史。加上现今电子病历的广泛应用，电子病历模版非常完善，医学生进入临床实习以后熟悉电子病历系统成了第一任务，直接引用导入病历，在节约了大量书写病历时间的同时，也忽略了临床实习医学生对病历书写的锻炼，加上医院要求的三级医生查房侧重于病例的诊断、鉴别诊断以及治疗方案的讨论，以及观察患者住院期间的各项变化，实习医生只是在旁听，并没有参与实践操作，可以说，传统的三级医生教学查房法仅仅是查房，而没有教学，实习医生没有实际参与到查房中，很可能跟不上医生的思路，达不到教学的目的。所以，教学查房需要学生的真正参与，就要从病史采集与汇报病史开始，一个重点突出、条理性强的病历汇报能够充分显示学生对疾病的掌握程度，也能锻炼学生的语言表达能力和临床思维能力，这样才能让学生真正投入到病历的学习中来。

妇产科学的特点是门诊病历资源丰富，很大一部分疾病只需要在门诊治疗，门诊医生能在短时间内用几句话总结病史、查体和实验室、影像的结果并迅速给出诊断和处理意见，这样的能力来自良好的训练。所以，教学查房也需要在门诊进行。病史采集和病历书写的锻炼在门诊往往也可以收到良好的教学效果，通过较为简单快速的门诊病史询问与门诊病历书写的训练，可以很好地锻炼医学生的临床思维，有助于医学生对于专科知识的掌握。

病史采集与病历书写的训练在妇产科学的临床学习中需要培养，这是贯穿医学生整个实习阶段所有科目乃至住院医师培训阶段的项目，病历报告在开始阶段可能只能够做到病史的报告，逐渐到体格检查和辅助检查的报告，最终到诊疗意见的报告，从而形成一个完整的临床思维模式。

三、增设体格检查以及技能操作培训

由于医学具有高度实践性的特点，实践能力的培养是医学教育的精髓所在，妇产科临床教学面临的困难是一个永恒的话题，医生面对的是患者身体和个人私生活的双重隐私，稍不留意，就有可能毁掉一个家庭，加上现在紧张的医患关系及各种政策法规的出台，使得临床带教难上加难。也注定妇产科教学查房的体格检查技能培训的特殊性既不能像大部分内、外科学教学一样在床边完成，也应该尽量避免所有学生的围观式教学。正因为妇产科的特殊性，也使得妇产科的临床教学获得了许多学习机会。由于现在无痛技术的广泛开展，人工流产、宫腔镜检查、分段诊刮这类门诊计划生育操作都是在麻醉下进行。这是进行妇科检查的最好时机，还可以适时进行各种计划生育手术的适应证、禁忌证、操作要点的教学，并进行手把手操作教学。现在的妇科手术绝大多数为腹腔镜微创手术，腹腔镜手术的体位正好是膀胱截石位，这也是进行妇科技能操作培训的极佳时机。

四、增设诊疗方法及新技术新进展的学习

医学科学技术是一门不断更新和发展的学科，知识更新周期不断缩短，有些观点几年前还处于探索阶段，几年后就有可能成了教科书的经典理论；有些诊疗几年前被推崇的，几年后就可能已被更新。在这样的背景下，妇产科学临床思维的广度和深度也必须顺应时代，随之拓展。新的诊疗技术与新进展的学习方法也是教学查房的重要内容之一。信息技术的发展使网络检索成为目前最为便捷和高效的知识获取方式。目前大量外文期刊均为开放式，可以进行下载最新发表文献的全文，及时了解本专业的前沿进展。在临床查房中鼓励实习医生大胆根据自己收集到的信息总结发表自己的观点，要鼓励更新医疗知识，促进思想交流，培养临床素质，提高业务水平。

随着妇产科诊疗技术发展迅速，内镜技术的广泛应用，使得腹腔镜、宫腔镜成为每位妇产科医生必须具备的基本技能。内镜技术对于教学的优势在于能更直观、更清晰地展示既往开腹手术难以表现的解剖结构及手术步骤，给予学生更多的操作机会，但是内镜技术的掌握对于操作医生的技术要求比常规开腹手术要高。对于腔镜技能的培训，学校可通过建立虚拟现实模拟器

与视频模拟训练箱等，让学生熟悉宫腔镜、腹腔镜等内镜设备、内镜手术器械的工作原理以及使用方法等，并且可以在模拟训练箱内进行各项缝合、打结、持物、持镜等训练，让学生熟练掌握腔镜技术的基本技巧，为今后的临床工作打下基础。

五、进行人文教育以及医患交流沟通能力的培养

目前国内医患关系紧张，导致医患之间很难建立有效、良好的医患沟通，故以胜任力为导向的教学将成为目前医学教育的新目标，这也是第三代国际医学教育改革的核心内容。而良好的人际关系与沟通能力是表现临床胜任力的一个重要方面。医生与患者的沟通、问诊、病史的采集和信息的整理是学生不能在课堂上学习的，只有通过教师的示范教学，才能培养学生掌握医患沟通的方法和技巧，培养临床动手能力。多年来，床边教学查房都是围绕病历，教学查房的临床讨论场所也逐渐远离了床边，多在示教室或走廊内完成。医学生与患者、家属之间交流的缺乏，使得教学查房难以发挥人文关怀教育与沟通技巧的培养作用。而妇产科学病史的采集与诊疗都需要得到患者的信任与配合，故良好的医患沟通技巧尤为重要。教学查房区别于临床查房，具有更多的医学教育目的，查房作为临床教学实践过程中实现人文教育的重要环节，需要教师指导学生在病床边开展实践，通过教师与患者、家属之间的沟通展示医护人员应有的医学人文素养，教师应该不断地提高自身医学人文素养，在教学查房的环节中向患者及其家属、学生展示医学人文关怀，实现医学人文教育及良好医患沟通的目的。

六、增强团结与协作精神

团队协作不仅仅体现在本科室同事之间的交流与协作，更体现在各学科之间、各部门之间的团结与协作。教学查房可以设置多个任务分解，让不同的学生去做。学生在查房前复习并掌握相关疾病的理论基础，及时查阅书籍及相关文献了解该类疾病的相关研究进展，大家再进行沟通交流，把自己掌握的知识进行分享、归纳、总结。在查房的过程中，学生派出代表与患者进行沟通，询问患者的情况，其他成员可以补充，让学生全身心地投入到实践中，为学生提供一个基础知识和实践操作相结合的平台，如果遇到问题，

教师帮助其分析并协助解决。这样可以让学生主动投入到临床实践中，并在实践中发现问题、讨论问题并解决问题，而且培养了团队之间的合作与沟通能力，有助于学生在实践中受益。

临床中的复杂、疑难病例往往需要多学科会诊协作，共同讨论制订完善的诊疗计划，也就是多学科协作模式，类似于整合课程，通过突破独立学科之间的壁垒，促进学科之间的交融，将理论和临床经验相结合，这也是让学生学习如何进行团队协作的好时机。学生共同参与病例讨论及教学查房，使其充分认识到团队协作在工作中的重要性，优秀的团队能够为患者提供更全面、更深层的治疗，让患者最大限度受益。而且在交流中，学生对相关专业的新技术、新动向有更深入的了解和掌握，医学知识的广度和深度得到拓展。

教学查房通过引导学生接触临床病例、锻炼学生汇报总结病史资料，进行技能操作训练，启发学生对新技术、新知识的探索，培养学生的医患沟通能力及团队协作精神，养成独立的临床思维方法和分析诊断能力，加深对理论知识的认识。规范的教学查房使得学生的临床胜任力增强，对提高医学院校的临床教学质量有着深远而重要的意义。

第三节　护士生主导式查房

临床实习是护士生理论与实践结合的重要环节，是培养护士生实际工作能力，并向专业化角色转换的主要环节。护理教学查房是临床护理教学工作不可缺少的部分，是提高护士生理论知识和发现、分析及解决问题的一种重要形式。传统的护理教学查房是以教师为主导的教学，教师提问，学生回答，护士生处于被动学习状态。应培养护士生学习的主动性，变被动学习为主动学习，培养护士生的合作能力和评判性思维，提高其主动探求知识的能力，进而达到提高护理教学质量的目的。

妇产科护理学是一门临床技术性、实践性非常强的学科。临床护理教学中，需要注重将书本知识与临床实践相结合，融会贯通，以实现教学目的，保证教学质量。护理教学查房是临床护理教学中不可缺少的部分，既能够检验护士生理论知识的掌握程度，又能够提高护士生自学能力、归纳能力以及推理能力等。在临床护理教学中发挥着重要的作用。

传统教学查房模式与课堂教学有着共同特点，即以带教教师或授课教师为主导，偏重于教师的当面讲授，形式单一，目标不明确，难以激发学员的学习兴趣，造成学员缺乏参与意识，学习主动性差，护理教学效果不理想。因此，以知识传授为主的传统教育模式已经开始逐渐被强调培养和提高能力的教学模式所替代。

护士生主导式护理查房提高了护士生的综合能力，护士生能够多机会、多形式地参与护理查房的全过程，不但能牢固掌握知识和技能，而且能展示自己的才华，成就感油然而生，激发了护士生的学习兴趣，调动了护士生的学习主动性和积极性。同时，通过自学和查阅文献，使其获取最新最有效的知识，从而提高护士生的知识能力，使护士生实现理论、实践、再理论、再实践学习过程的一个飞跃，既巩固了护士生的理论知识，又丰富了临床经验，这对于护士生能够顺利成长为一名优秀的临床护士生具有重要意义。

综上所述，护士生主导式护理查房与传统教学查房模式相比具有明显优势，是理论指导实践、发现问题、解决问题的重要手段，也是不断完善自身知识结构，提高自身素质的有效途径，师生双方在临床护理能力方面均有明显的提高，充分体现了教学相长的效果，大大提高了临床教学质量。

第五章　多种教学法在妇产科护理学教学中的应用探究

随着科学技术的不断发展，妇产科护理教学中也有很多种教学方法产生，本章重点介绍情景教学法在妇产科护理带教中的应用、项目教学法在妇产科护理带教中的应用、人性化教学模式在妇产科护理中的应用、CBL+探究式"双轨教学模式"在妇产科护理学教学中的应用、妇产科护理学模拟教学方案与护士生实习期间护理教学以及妇产科护理学教学创新的实践与思考。

第一节　点拨教学法

点拨教学法是指老师根据护士生日常学习工作中出现的各种问题，针对性地对护士生在知识、心理以及思维方面存在的各种障碍，采取巧妙的解决问题方法，以启发护士生进行自主探索，自己寻找出解决问题的渠道，从而提高自身的思维和工作能力。

点拨教学法能够达到学以致用的教学成果，增强了护士生对学习的积极性。点拨教学法具有民主性与活跃性。在开展点拨教学法的过程中，形成了活跃的学习和讨论氛围，拓展了教学思维与信息交流空间，使临床教师与护士生形成了互动的教学模式，共同研究、共同实践、共同进步。它提高了护士生参加教学活动的积极性。提高了护士生的沟通交流能力和整体护理能力。通过点拨教学法，点拨护士生先从临床中与患者形成良好的交流做起，系统收集妇产科患者的临床资料，并针对资料进行合理评估，从而进行正确护理诊断以及及时采取相应的护理措施等。不仅提高了学生的沟通交流能力，体现出对患者的人文关怀，同时也加强了对疾病的整体护理能力，而且还能增进护士生的评判性思维能力，提高护士生的综合素质。

结果证明，一方面在妇产科护理教学查房中开展点拨教学法，有利于提高护士生对知识的掌握和运用能力；另一方面，教师针对教材内容的精华部分展开具体阐述，有目的性地指导护士生积极参与教学内容活动，并就护士生出现的各方面不同的问题进行合理的指导，提高护士生的思维能力、实践能力以及创新能力，达到学以致用的学习效果，从而提高护理教学查房质量。

同时点拨教学法促进临床教师的教学水平。点拨教学法要求教师具备敏锐的思维、良好的辩证能力和创新能力，立足于查房中，发现各方面的问题，并采取及时的解决方法。并且在护理教学查房中针对查房的目的而研究出合理的教学方案，使护士生掌握查房的技巧和学习的重点内容，帮助护士生逾越各方面的障碍问题。当护士生提出疑问的时候，可以为护士生提出合理性的意见，指导护士生进行独立的思考或集体讨论，成为护士生学习与工作方面的指导者。通过查房增强了教师对护士生的了解，又提高了自身的教学水平和综合能力。

第二节　情景教学法

情景教学将情景以及案例作为载体，引导学生自主探究，提升学生分析问题和处理问题的能力。该种教学方式为理论运用与临床的重要方式，可帮助学生从校园生活转变为医院护理工作。同时临床护理教学为决定护理质量的重要环节，因此选择合适的临床带教方式十分重要。

学生进行情景教学，首先进行启发联想教学。教师首先为学生讲解操作过程，并提问为何进行此种操作，提示学生讲出对操作的看法，补充不足。采用该种方式引导学生和教师意见达成一致。也可提问教学，例如提问出现阴道流血为何种疾病，以及疾病症状，采用何种方式进行检查和诊断。

教学中进行角色扮演，依据不同操作要求，学生分别扮演不同角色，在教师的指导下完成更换床单和静脉输液等练习。实践可知，模拟教学中，学生分别扮演不同角色，学生的动手机会增加，同时也可快速进入角色，在较短时间内全面系统地掌握工作流程。在教学中，学生的积极性有显著提升，动手能力和沟通能力都得到锻炼。

采用辅助工具。妇产科护理中需患者积极配合，才可完成工作，例如在哺乳以及生产中，学生对指导患者配合常感到无策。因此采用影像教学的方式，为学生讲解工作流程以及配合要点，例如，如何屏气、用力，购置一批假娃娃供学生练习，由教师为学生演示并进行指导抱婴儿的方式和哺乳方式，练习婴儿脸贴近母亲胸部、腹部贴近母亲腹部、臀部贴近母亲手臂。实际操作中推动学生进入角色，同时灵活运用并练习操作方式，提升学习趣味。

教学查房，首先选取较为简单的病历进行查房教学，学生在护理过程中写出诊断过程以及护理措施，并在教师的指引下进行护理操作。主要内容为腹部按摩、饮食指导、肢体锻炼、生命检测。在教学过程中进行知识提问，持续巩固各知识点，对有疑问的患者则可进行纠正，持续规范操作行为。

在每个阶段都应该进行技术考核，考核内容主要分为理论考核以及实际操作考核：理论考核在各阶段考核中以个案提问为主，抽取学生进行回答。操作考试中，考核内容由抽签决定，对不合格的，要充分学习，指导通过考核。

妇产科为医院重要科室，患者病情复杂，护理任务繁重。护理人员大多都要进行繁重的护理工作，如何选择合理的方式，提升带教质量便十分重要。

在传统教学中，教师作为主体，由教师对学生下达命令，学习各种知识技能，学生在学习中将学习视为任务，因此学习积极性较低，完成之后巩固知识意愿较低。在情景教学中，学生的学习热情有极大提升，主动学习，自主巩固知识意愿较高。教学过程中，教师的态度直接影响学生的交流意愿和学习态度。在情景教学中，学生和教师相互沟通，并探讨护理方式的优、缺点进行改进，因此学生和教师之间更为和谐，交流过程为良性交流，两者相互促进，可最大限度发挥出教师的作用。情景教学中不仅对学生进行提问，同时也重视将知识运用于实践，持续巩固教学内容。采用角色扮演的方式可保证学生的理论知识得到实践，同时实际操作能力也得到提升，减少出现理论能力高、实践能力差的问题。提升学生综合素质，采用情景教学可保证学生站在多个角度分析和看待问题，充分感受患者的心情，进而提升与患者沟通的能力。采用情景教学后，学生大多都可充分理解护理的重点和意义。同时也要求教师有较高的组织能力和灵活的思维，因此此种教学方式也是全方位锻炼护理人员综合能力的重要方式。对学生进行情景教学后，操作能力和理论能力都有显著提升。采用情景教学后，学生得到全方位锻炼，整体能力有显著提升。学生的工作积极性、沟通能力以及实际操作能力都有一定程度的增强。

综上所述，进行情景教学，可提升学生理论能力、操作能力等多方面综合能力。

第三节　项目教学法

妇产科是医院的重要科室部门，对妇产科护理而言，对护士护理实践能力具有较高的要求，需确保临床护士能符合临床工作需求，培养出实践性护理人才，因此给妇产科护理教学带来极大挑战。传统教学法是按照护理内容大纲进行教学，但无法调动学生的学习积极性和主动性，影响临床带教效果。项目教学法起初是用于儿童早期教育的教学方法，且结果显示儿童独立性、自主性、团结性明显增强。自2001年，项目教学法逐渐应用于医学临床，并取得了显著效果。

项目教学法的内容。①确定项目。根据本院妇产科所需的专业护士、课程标准，按照全国护士执业资格考试大纲要求，以及妇产科护理工作，详细做好妇产科护理工作。②项目评估。先评估学生的医学基础知识及护理基础知识，明确其分析能力及解决能力、护理职业基本技能及护理操作方法，开展有效的护理教学。其次评估本院及妇产科资源，使实习学生能反复学习及练习，带领学生参加四步触诊、骨盆外测量、胎心听诊等护理工作。选出每周最佳案例，带领学生参加病例讨论。定位评估病例基本情况，学习胎势、胎先露、胎方位概念，正常胎方位种类，足月胎头等知识，明确产前检查各项护理操作，确定妇产科检查操作内容及操作流程。③项目教学内容。根据妇产科护理中的每项护理，确定护理项目，制定针对性的护理内容。先确定认知目标，使实习护士掌握四步触诊方法，准确听取胎心音，掌握胎心音位置；通过网络、学案、视频等多种渠道查找相关资源及文献，并建立小组分析。比如"异位妊娠的诊治"项目，成立多个小组，选出项目负责人，确定每位成员的工作职责，并收集、整理及分析患者资料，通过多渠道分析患者的实际情况，做出针对性诊断及治疗方法，明确治疗目标，制订相应的治疗方案。并将治疗方案交给教师审查，同时组织每位小组成员及指导教师开展讨论大会，使每位组员参与讨论，并运用各互联网技术调动学生的主动性。④教学评价。针对妇产科临床护理带教内容及实施情况，让每位学生能自我反思及总结，记录临床护理工作中所遇到的问题，明确护理解决方法，总结临床护理经验。同时由小组成员各自评估护理方法及护理效果，讲解护理工作中存在的优势及缺点，并对护理工作予以反思。

项目教学法的应用为学生提供了必要的实践平台，是在临床医师的指导下，由实习护士亲自参与护理实践，使每位实习护士能掌握护理教学中的内容，并使每位实习护士互相合作，共同处理护理工作中遇到的问题，故而提高实习护士的学习兴趣及积极性。在接受项目教学法临床带教下，实习护士的护理实训操作技能、护理知识及护理个案分析能力明显提高，与传统教学法相比具有很大差异。

在妇产科护理学中应用项目教学法，明显提高了实习护士的护理技能及专业知识，具有较高的应用价值。在妇产科临床带教工作中运用项目教学法，可确定项目课题及课题内容，确定每位实习护士的工作责任，寻找资料，分析思路，均以实习护士作为护理内容的主体，使实习护士能积极参与到护理工作中，具较高的合作性及趣味性，能够显著提高实习护士的护理操作能力及护理专业知识。

因此将项目教学法运用于妇产科临床教学工作中，能够激发实习护士的学习兴趣及学习主动性，能显著提高实习护士的自主学习能力及合作能力，利于实习护士综合素质得到显著提升。在运用项目教学法时，需有效结合临床实践及临床理论知识，将各种理论知识转化为实际案例操作，通过结合各种护理操作技能及护理理论知识，可以提高实习护士的专业能力及适应能力，具有较高的应用价值及效果，值得临床进一步推广并使用。

第四节　人性化教学模式

临床各科室中，妇产科属于一个比较特殊并且十分重要的科室，会接触到孕妇及其家属，因此需要采取有效的措施努力提升妇产科的整体护理质量。人性化教学模式是一种比较新型的教学方法，在我国临床各科室中均有着一定的应用，可在一定程度上提高教学效果，改善护理质量，提高护士生的学习成绩。

人性化教学需要充分了解护士生对实习的期望以及愿望，以尽可能地实现护士生的实习期望。带教教师要充分了解每位护士生的个人爱好，并根据护士生的实际情况，为其制订个性化以及系统性的培养计划。入科学习时，教师要向护士生详细介绍医院和科室的整体情况，然后向护士生介绍妇产科实习的基本情况以及教学的基本内容等，让护士生能够做好充分的心理准备。和护士生进行良好的沟通，然后经协商讨论后制订出相应的临床实习计划，并根据护士生的实际情况，选择一种最佳的实习方法。要让护士生切身感受到被尊重以及被重视的感觉，针对护士生提出的建议以及想法，教师要做出充分的考虑，若合理，要予以积极的采纳，以提高护士生学习的热情和积极性。对于不同的护士生，有其各自的偏好。故在教学的整个过程当中，教师要充分考虑护士生的偏好，同时根据护士生的性格特点，有针对性地对其施以教学，以挖掘出护士生的潜力，让护士生能够学习到更多的护理知识以及技巧。针对性格外向的护士生，需培养其说话办事抑或工作的稳重性，同时要教给护士生沟通方面的技巧，要予以护士生语言上的鼓励以及提醒，让护士生能够多思考，以改变其毛躁等坏习惯。若护士生的性格比较内向，则应加强对其进行语言沟通培训的力度，以增强其自信心，提高沟通能力。教学期间，要组织护士生进行临床实践，以进一步提高其操作能力，增强责任心。此外，还应向护士生强调妇产科护理的宗旨，以及母婴的重要性，以激发护士生的使命感，让护士生能够更积极地参与学习。

对护士生进行培养时，临床实习尤为重要，可让护士生充分了解和掌握更多的临床知识以及技能，与此同时，也有助于提高护士的业务水平和实践操作能力。对于教师以及护士生来说，需要积极采取有效的措施提高双方对教学以及学习的积极性，在一定程度上提高教学质量。对此，进行教学时，要注重护士生身心愉悦这一方面。需要让护士生切身体会到被尊重以及被重视的感觉，让护士生能够更加积极地参与学习，这就是人性化教学模式。人性化教学模式属于新兴的教学方法，能够充分展现以人文本的教学理念，能根据护士生的实际情况以及性格特点等，进行有针对性地教学，尽可能提高护士生参与学习的热情以及积极性。

人性化教学不仅有助于提高护士生的学习效果，还能让护士生在整个教学过程中发挥其自身的优势。此外，人性化教学模式的应用还能顺应人的三个自然属性，即心灵层面、生理层面以及心理层面，从而让护士生的人际关系变得更加和谐。人性化教学模式的运用可显著提高妇产科护士生的学习效果，改善临床带教质量，并有助于提高护士生对教学效果的满意程度。综上所述，在妇产科护理教学工作中积极采用人性化带教学模式，可让护士生获得更优异的工作能力，并能提高护士生对教学效果的满意度，促进教学质量的改善，建议的推广和使用。

第五节　CBL+探究式"双轨教学模式"

CBL是通过具体案例来启发学生的教学方法，能培养学生的临床思维。探究式教学是以教材为基本探究内容，在教师的启发下，让学生通过个人、小组、集体等多种形式，将知识应用于解决实际问题的一种教学模式。妇产科护理学是护理学专业的一门核心课程，也是护士资格执业考试的必考课程之一，但其专业性较强，学生普遍认为学习理解难度较大。因此，为了提高教学效果，应尝试将CBL教学法和探究式教学法相结合成"双轨教学模式"应用于妇产科护理学理论教学中，通过案例提高学生的学习兴趣，培养学生的自主学习能力及分析解决问题的能力。

例如，教学方法对于涉及妇产科常见疾病的章节，如妊娠期合并症、分娩期并发症、女性生殖系统炎症、女性生殖系统常见肿瘤等内容采用CBL+探究式"双轨教学模式"，以"子宫颈癌"为例，具体方法为：①设计典型案例：借助校院合作的平台，教师已于研究前去附属医院妇产科病房进修3

个月，收集子宫颈癌患者案例（包括病例的入院记录、主诉、临床诊断、检查资料以及护理记录等），然后请相关高级职称护士或教师进行修改完善；②设置问题：以案例导入，根据教学大纲，合理设置探究的问题，如目前每年新增多少例子宫颈癌患者，子宫颈癌患者早期有什么临床表现，妇女可通过什么方法进行子宫颈癌的筛查与诊断，目前是否有预防子宫颈癌的方法，患者拟行手术治疗，手术前应如何护理等，问题有一定深度，适合学生自主探究；③展示问题：将学生分成若干小组，每个组 10—11 人，指定小组长。将设置的相关问题于上一章课程内容结束时展示给学生，根据设置的问题布置教学任务。学生以小组为单位，可借助教材或网上查阅资料等分组合作，完成课前预习；④课堂教学：通过在医院收集的子宫颈癌实际案例引出教学内容，深入浅出地提出有引导性和探索性的问题，引发学生思考有哪些预防子宫颈癌的方法，有哪些筛查子宫颈癌前期病变的方法，引导学生展示自己对问题的探究结果，以小组为单位交流、讨论；⑤课堂总结：教师对教学内容进行总结梳理，小结本堂课应掌握的知识，突出重点，突破难点。此外，对学生的探究表现进行简单的评价，指导学生更好地去学习。

　　CBL+探究式"双轨教学模式"有利于激发学生的学习动机，提高自主学习能力。CBL+与传统教学模式的不同在于以病例为先导，从而形成从症状到疾病的临床思维模式。通过对病例的分析，可以培养学生的自主学习能力和自主学习意识。探究式教学法要求教师在教学过程中设置教学情景，激励学生主动去获取知识。让学生针对问题主动地去探索、思考和学习，通过相互沟通、讨论达到掌握护理专业知识的目的，形成系统的"自主、探究、合作"的学习理念。护士生采用 CBL+探究式"双轨教学模式"教学，其自主学习能力得到提高，且学习动机、自我管理能力、学习合作能力、信息素质四个维度都相对较好。一方面需要学生将理论与临床情景相联系；另一方面，由于探究任务由任课教师及临床教师共同研究设置，要求学生不仅要具备疾病相关知识，还要具备综合分析能力。学生在探究完成任务的过程中需要主动学习疾病的相关基础知识，并且自行查阅相关文献资料。如目前每年新增多少例子宫颈癌患者，妇女可通过什么方法进行子宫颈癌的筛查与诊断，目前有没有预防子宫颈癌的方法等，这些问题需要学生网上查阅资料，在自主探究每年新增子宫颈癌患患者数的过程中，引起学生对子宫颈癌疾病的重视，从而进一步去了解子宫颈癌的筛查方法与最新子宫颈癌疫苗的接种情况。因此，CBL+探究式"双轨教学模式"有利于激发学习动机，提高学生的自主学习能力。

CBL+探究式"双轨教学模式"还有利于提高学生的学习成绩。妇产科护理学涉及女性生殖、内分泌知识，尤其是产科的妊娠、分娩等知识，专业性较强，学生学习难度较大。CBL+探究式"双轨教学模式"有利于提高学生的学习成绩。一方面CBL教学法通过引入病例，能很快激起学生的学习兴趣，融入课堂教学活动中；另一方面，探究式学习模式在各学科的应用都取得了不错效果，将学生的学习观念从"要我学"转变成"我要学"，激发了学生学习的积极性。学生能够根据探究目标，积极思考，如学生能从临床实践病例中提炼子宫颈癌的典型临床表现，需要做哪些辅助检查，患者手术后需要哪些护理措施。学生在自主探究及交流讨论的过程中，加强了对书本知识的理解，有利于提高教学质量。

CBL+探究式"双轨教学模式"通过案例引出探究的问题，使枯燥填鸭式的被动学习成为积极寻求方法、解决问题的愉快过程，从"要我学"转变为"我要学"。整个学习过程中，学生对疾病知识的理解更透彻，突出学生的主体作用和教师的主导地位，将理论更加紧密地联系实践，加强对知识的掌握和理解，从而提高学生的学习成绩，且有助于培养学生的自主学习能力等综合素质。

第六节　妇产科护理学模拟教学方案与护士生实习期间护理教学

妇产科是临床的主要医学之一，除为人熟知的妊娠、分娩、妇科炎症的生理、病理变化诊治外，也对女性内分泌、免疫学、肿瘤学、生物学等方面进行研究，为保障女性身体健康和计划生育起着重要作用。妇产科不仅与外科、内科、儿科等临床医学有着密切联系，临床护理也具有独特的模式，在各种诊断技术和治疗方案实施中，均可因护理模式的不同而影响疗效和预后。因此，提高护理人员的职业素养、专业知识、临床操作技能是维持妇产科正常运转、促进女性身心健康、建立良性医患关系的基本措施。护士生作为必不可少的护理人员后备队，其医学知识能否在临床实践中正确运用和不断强化，既是护理教学的关键所在，也直接关系到护士生今后的职业生涯，对医疗机构综合实力的影响巨大，是检验现代化医疗水平的标准之一。

实施妇产科护理模拟教学方案：①制订教学方案。综合护理部、科室、临床医师、带教教师建议，根据护士生文化程度、年龄、擅长的专业知识、妇产科及各类疾病的了解程度等制订教学的先后顺序、方法、内容、考核办法，以达到护理教学的最优化与合理性。②规范教学模式。避免带教教师盲目性、经验性教学；进行导尿、灌肠、私处消炎等治疗时，在充分保障患者隐私的情况下，教师必须按照无菌原则进行示范，并在护士生操作时进行细节评分，确保护士生正确掌握和熟练运用妇产科的每一项临床操作技能；成立监察小组，对护士生实习内容落实情况、临床实践案例、错误操作进行考核的同时，亦对教师的资质、教学态度、方法、时间、衣着等进行评定，定时召开教学会议，以确保护士生在科学的教学环境中进行临床实践。③模拟教学。除了引导护士生参与实践外，可根据科室的具体情况和人员结构设立专门的场所，供护士生进行相互演练，并由教师在旁监督，如大出血患者的抢救、妊娠期高血压综合征患者的基础护理、昏迷患者的护理要点、产妇的运动保健、如何指导产妇在自然分娩中发力、如何消除患者的负面情绪等，以提高护士生的应急处理能力、亲和力、独立思维；根据女性生理特点、疾病类型和病情进行模拟教学，如自然分娩患者产前、产中、产后的病情观察和护理要点，剖宫产术前、术后的禁忌事项、流程、饮食护理、伤口护理、术中呼吸道的清理和吸引器的使用等；对护士生医学知识与操作技能的薄弱环节进行反复情景再现，以彻底纠正错误。④教学考察。妇产科实习结束后，护理部、护士长、临床医师分别对教师、学生进行考核，并提出相关建议，以改进教学中的不足和护士生实习工作的缺点，将失败的教学方式和案例记录在案，避免再次发生类似情况。

护理模拟教学是指在教师的指导下，由学生扮演某一角色，或在教师设定的背景中，将现实情景模拟到课堂上，运用专业技能、经验、理论知识等教学器具进行教学的方法。其意义在于通过一种高度仿真的教学环境，实现理论与实践的结合，从而增强教学的互动、认知，解读护理实习生在临床中的行为特点，在不影响患者实际病情的情况下，也能使护士生有所提升和感悟。随着经济水平和医疗科技的进步，模拟教学不断运用到医学的各个领域，作为临床四大医学的妇产科学也因此得到拓展深化，为保障妇女健康、防治各类妇产科疾病起到了重要作用。但由于妇产科疾病类型繁多、女性生殖结构复杂、隐私要求高，时有护士生操作不当、护理疏漏等情况发生，严重影响了临床诊疗工作的开展和患者的康复。因此，提高妇产科实习护士生的护理理念与质量是促进其尽快完成角色转变、提高临床疗效的关键。

妇产科疾病的发生发展、治疗预防与临床每一门学科都息息相关，所以妇产科护理教学不仅会影响患者对护理工作的直观感受，也是护士生能否掌握不同科室护理技巧的基础。护理模拟教学能提高护士生独立处理问题的能力，面对危急情况，能有效运用平时所学知识给予患者科学、有效、安全的护理。实习护士生的专业实践技能、病情观察能力、沟通能力、应急处理能力、团结协作、工作态度、工作效率也能得到显著提升。此外，妇产科护理教学应在不断提高教学质量的基础上，对护士生的实习进度进行持续的教学督导，针对难掌握、易出错的护理问题进行反复演练，避免因护士生不熟悉操作流程或应对方法而引起医疗纠纷，甚至酿成不可挽回的后果。

综上所述，妇产科护理模拟教学方案可提高护士生的专业技能，对保障和持续提高今后的临床护理工作质量至关重要，应深入研究，不断进行改进。

第七节　妇产科护理学教学创新的实践与思考

在临床教学中妇产科护理教学是重中之重，要充分地意识到教学的困难性，如何提高妇产科护士的护理能力和临床实践能力是目前妇产科教学中必须解决的问题。妇产科教学的最终目的是要提升整个护理的质量，切实地提升护理水平，更好地为患者服务。

临床的教学不同于其他教学，不能够单单依靠教师单方面的灌输知识。在以往的教学过程中，教师总是只顾自己将知识讲出去，而不关注与学生沟通，这是教学效果不能达到预期的关键所在。因此，教师要转变观念，提升自身的综合素质，不断丰富自己的知识储备，让自己的知识形成一定的系统，并通过定期的培训来拓展自己的知识领域。然后选择最佳的方式将掌握的知识传输给学生。教师的角色不仅仅是能够传播知识，同时还要对自己的教学领域进行科学研究。只有通过不断的研究探索，才能够对自己的知识领域不断深入，帮助学生更好地学习妇产科的科学知识。

教师仅仅是作为一个知识传播者，对于学生的学习帮助很小。"填鸭式"的教学方式带来的不是良好的学习效果，而是学生更加抵触的心理。这就需要教师转变自己的角色。由一个教学主导者变为一个教学引导者，让学生自己钻研知识，大胆地去解决问题。

妇产科教学内容是进行妇产科教学的基础。随着社会的不断发展，医疗水平的不断进步，妇产科的教学内容也在不断地增加。如何对这些庞杂的妇产科知识进行筛选是一个关键性的问题。知识的选择要与实践相联系，知识只有用于实践，才能发挥它的最高价值。教学选择内容上要充分收集资料，认真备课，对一些重复的内容要进行剔除。如在进行流产讲解时就可以讲到流产的护理以及流产的临床表现，将与之相关的一些内容合并起来，增强知识的连贯性，避免知识的重复讲解，同时对于学生的学习要注意让学生自己进行自学才是重中之重，鼓励学生大胆地进行创新。对于传统的理论，要鼓励学生提出自己的质疑。要想培养学生的创新思维方式，可以在教学过程中开展分组学习的方式，将学生分为一个一个的小组进行学习，小组成员进行明确的分工。这个过程中，学生可以根据自己学习到的知识对患者进行护理，再根据护理中出现的一些问题进行总结反思。这样的教学方式能够帮助学生充分地发挥自己的能动性，充分地吸收别人的思维方式。其次教师在教学过程中不能照本宣科，书本上怎么讲，教师就怎么说。临床护理具有不确定性和不可控性，而且时间有可能十分仓促。所以教师在教学的过程中需要根据学生在护理中遇到的情况进行专门的讲解，做到专门的问题专门分析，根据学生的问题进行教学，这样的做法能够活跃课堂，起到帮助学生在学习的过程中提高解决问题的能力。使学生的应变能力和临床思维能力得到锻炼。

如今，教学设备也是在不断地发展，教学手段不断更新，教育理论也在不断更新。教师可以根据教学的目标进行相应的设计，选择合适的教学方法和教学设备。使教学更加生动活泼，帮助学生更好地理解内容。

经过创新的护理教学，妇产科护士的护理水平将会大大提高。

参考文献

一、著作类

[1] 单伟颖 . 妇产科护理学实训指导 [M]. 北京：中国医药科技出版社，2017.

[2] 耿力，雷蕴 . 妇产科护理实训指导 [M]. 北京：人民卫生出版社，2015.

[3] 焦卫红，王丽芹 . 护士查房系列丛书：妇产科护理教学查房 [M]. 北京：人民军医出版社，2014.

二、期刊类

[1] 陈佳，罗欣，王龙琼 . 第二产程时间对产后盆底肌力的影响 [J]. 实用妇产科杂志，2016，32（1）：27–29.

[2] 陈曦，刘朝晖 . 生殖道感染与不孕不育关系的研究进展 [J]. 中国妇产科临床杂志，2016（6）：565–567.

[3] 陈晓静，叶菁 . 阴道局部干扰素应用对宫颈高危型人乳头瘤病毒感染进程影响的临床研究 [J]. 实用妇产科杂志，2016，32（6）：450–452.

[4] 韩阳，王岩 . 浅析超声造影在辅助妇产科诊断治疗中的价值 [J]. 实用妇科内分泌杂志（电子版），2017（17）：7–10.

[5] 贾英，田谱，罗煜立 . 临床技能竞赛对妇产科学教学促进作用的探讨 [J]. 重庆医学，2017（23）：46.

[6] 李莉，高晶，彭怡倩 . 妇产科患者尿路感染的菌群分布及耐药性分析 [J]. 中华医院感染学杂志，2017（10）：67–69.

[7] 刘晨红，张剑峰，李碧 . 按病种管理在降低妇科抗菌药物使用强度中的应用 [J]. 中国医院管理，2017（4）：301.

[8] 刘俊，张蕾 . 妇科常见疾病及手术对女性性功能的影响 [J]. 中国妇产科临床杂志，2016（3）：281–283.

[9] 刘滢瑜，尤子善，任贤勤.妊娠期肝内胆汁瘀积症161例临床分析 [J].中国妇产科临床杂志，2017(05)：73-74.

[10] 刘祉君，张惠民，查艳.妇产科疾病中非典型溶血尿毒综合征13例临床分析 [J].中国妇产科临床杂志，2017(01)：69-70.

[11] 罗华丽.标准化患者结合案例教学法在妇产科教学中的应用价值 [J].中国地方病防治杂志，2016(5)：595-595.

[12] 吕时铭.高龄孕妇的产前诊断 [J].中华检验医学杂志，2016（6）：401.

[13] 马永萍，李娟，马小云.妊娠期糖尿病孕妇糖化血红蛋白水平与母婴结局的关系 [J].现代妇产科进展，2016(2)：127-130.

[14] 石一复.再述必须重视儿童和青少年妇科的发展和建设 [J].中国实用妇科与产科杂志，2018(04)：9-12.

[15] 苏继颖，杨华，梁致怡.妊娠中期孕妇中央性前置胎盘的诊断及引产方法（附69例分析）[J].山东医药，2017(03)：63-65.

[16] 孙梅玲，贺梦雅，马玉燕.无医疗干预初产妇自然分娩的妊娠结局分析 [J].现代妇产科进展，2016，25(8)：600-602.

[17] 孙智晶，朱兰，郎景和.盆底肌肉训练在盆底功能障碍性疾病防治中的作用 [J].中华妇产科杂志，2017(2)：128-129.

[18] 唐莉鸿，张爱华，张洪娟.宫腔镜电切术改善剖宫产术后轻中度子宫切口憩室临床症状的效果分析 [J].中国微创外科杂志，2017(9)：23-25.

[19] 王丹，张秋华，王雅光.留学生医学胚胎学全英文教学的实践 [J].解剖学杂志，2017(3)：67.

[20] 王红梅，代荫梅.子宫肌瘤对妊娠并发症的影响 [J].中国妇产科临床杂志，2016，17(1)：86.

[21] 王锦，毛熙光.妇科腹腔镜手术二氧化碳气体温度和湿度对术中和术后影响的Meta分析 [J].中国内镜杂志，2017(4)：58-60.

[22] 王靖，董玉琦.促进偏差认知转变的教学策略构建与应用研究 [J].电化教育研究，2016(12)：76-83.

[23] 王霞，蔡慧媛，丁焱.妇科恶性肿瘤患者术后下肢淋巴水肿评估方法的研究进展 [J].中华护理杂志，2017(3)：36-38.

[24] 吴莺，王燕，段洁.孕34周前胎膜早破早产病例中组织学诊断绒毛膜羊膜炎与母婴结局的临床分析[J].中国妇产科临床杂志，2016（3）：259-260.

[25] 项小苗，姚维妙，潘娇娥.胎儿肝静脉—门静脉分流的产前超声诊断[J].中华超声影像学杂志，2016，25（5）：396.

[26] 许涛，景红霞，李林均.介入栓塞化疗联合HIFU治疗晚期宫颈癌同步放化疗后局部复发的疗效观察[J].现代妇产科进展，2016（2）：78-80.

[27] 许相丰，于红，王南飞.MRI在诊断胎儿肺囊腺瘤样畸形中的价值[J].实用放射学杂志，2016（2）：45-47.

[28] 叶茜，钮琳玮，赵玲.产妇盆底功能情况调查及产科因素对盆底功能的近期影响分析研究[J].实用妇产科杂志，2016（11）：336-369.

[29] 应添苗，黄忠怡，唐益娟.妇科护理人员手卫生依从性及影响因素分析[J].中国消毒学杂志，2017（2）：67-69.

[30] 张菲菲，陆佳琦，鹿欣.以胜任力为导向的妇产科临床实践教学改革[J].复旦教育论坛，2016，14（5）：108-112.

[31] 张艳，邓宇，周静.高职高专血液系统疾病系统化教学方法探讨[J].重庆医学，2017（1）：45-47.

[32] 郑新，秦小莲，王缉义.黄体酮在妇产科外领域的研究及临床应用进展[J].中国药房，2016，27（16）：2292-2295.

[33] 郑燕，李雨磷，张梅.以岗位胜任力为导向的农村定向免费医学生教学质量评价研究与探讨——以妇产科学为例[J].中国卫生事业管理，2018（1）：123-125.

[34] 中华医学会妇产科学分会产科学组.复发性流产诊治的专家共识[J].中华妇产科杂志，2016（1）：3-9.

[35] 周敏，陈柳，徐洁.妇产科护理中不安全因素分析及对策研究[J].中华肿瘤防治杂志，2016（S2）：385-386.

[36] 庄严，张国福，刘雪芬.胎盘植入的MRI表现与漏误诊分析[J].放射学实践，2016（10）：938-942.